国家卫生和计划生育委员会"十二五"规划教材
全国卫生职业教育教材建设指导委员会"十二五"规划教材
全国高职高专院校配套教材
供护理、助产专业用

中医护理学实训与学习指导

主　编　温茂兴
副主编　陈建章　才晓茹
编　者（以姓氏笔画为序）

才晓茹（沧州医学高等专科学校）　　　赵正梅（安徽医学高等专科学校）
王艳锋（山西医科大学汾阳学院）　　　赵晶晶（襄阳职业技术学院医学院）
王彩霞（宁夏医科大学高职学院）　　　（编写秘书）
毕桂芝（首都医科大学燕京医学院）　　徐文清（江西省宜春市中医院）
李　青（湖北省襄阳市中医院）　　　　程敏辉（黑龙江护理高等专科学校）
陈建章（江西中医药高等专科学校）　　温茂兴（襄阳职业技术学院医学院）

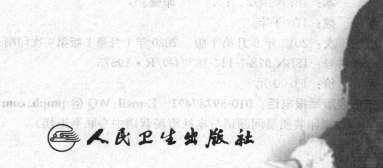

人民卫生出版社

图书在版编目（CIP）数据

中医护理学实训与学习指导/温茂兴主编. —北京：
人民卫生出版社，2014
ISBN 978-7-117-19374-0

Ⅰ.①中… Ⅱ.①温… Ⅲ.①中医学－护理学－医学
院校－教材 Ⅳ.①R248

中国版本图书馆 CIP 数据核字（2014）第 158120 号

人卫社官网　www.pmph.com	出版物查询，在线购书
人卫医学网　www.ipmph.com	医学考试辅导，医学数
	据库服务，医学教育资
	源，大众健康资讯

中医护理学实训与学习指导

主　　编：温茂兴
出版发行：人民卫生出版社（中继线 010-59780011）
地　　址：北京市朝阳区潘家园南里 19 号
邮　　编：100021
E - mail：pmph @ pmph.com
购书热线：010-59787592　010-59787584　010-65264830
印　　刷：三河市潮河印业有限公司
经　　销：新华书店
开　　本：787×1092　1/16　　印张：7
字　　数：170 千字
版　　次：2014 年 9 月第 1 版　2020 年 1 月第 1 版第 4 次印刷
标准书号：ISBN 978-7-117-19374-0/R・19375
定　　价：13.00 元

打击盗版举报电话：010-59787491　E-mail：WQ @ pmph.com
（凡属印装质量问题请与本社市场营销中心联系退换）

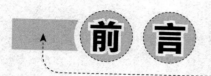

本书是全国高职高专护理类专业规划教材《中医护理学》（第3版）的配套教材。

本书分为两部分，第一部分是实训指导，第二部分是学习指导。实训指导包括舌诊、脉诊、中药煎煮法、腧穴定位、毫针刺法、灸法、拔罐法、刮痧法、基本推拿手法共9项实训。每个实训指导包括实训目的、用物准备、操作程序、教学方法、实训报告等内容。学习指导部分按绪论、第一至第五章的顺序逐章进行编排，内容包括重点提示、疑难解析、方法指津、测试习题及参考答案5部分。重点提示对每一章的重要知识点进行了梳理；疑难解析对每一章难以理解和容易出错的内容作了进一步阐释；方法指津介绍了如何理解和掌握本章内容，以提高学习效率；测试习题分为选择题、名词解释、填空题、简答题、论述题5类，其中选择题又分为A1、A2、A3、A4型题，以与护士执业资格考试对接，习题后附有答案。

本书内容简洁实用，既可以作为教师的参考用书，又可以作为学生的辅导资料。尤其是测试习题部分，题型丰富，覆盖知识点较广，绝大部分是编者的原创，凝聚了编写人员的大量心血，对学生加深章节内容的理解大有裨益。

由于我们学识水平和编写经验有限，疏漏不足之处恐难避免，诚望使用本教材的师生和读者及时批评指正，以利再版时进一步完善。

温茂兴

2014 年 7 月

目 录

第一部分 实训指导

第二部分 学习指导

第一部分　实 训 指 导

实训一：　舌　　诊

一、实训目的
1. 掌握正常舌象与常见病理舌象。
2. 熟悉常见病理舌象所主病证、观察舌象的方法。
3. 了解舌的组织结构。

二、实训内容及方法
1. 用物准备　舌诊多媒体教学课件、舌诊模型或标准化患者。
2. 操作程序
（1）利用舌诊多媒体教学课件、舌诊模型或标准化患者讲解望舌的方法。

望舌体位：患者姿势应取坐位或仰卧位，检查者体位略高于患者，以便俯视口舌部位。

伸舌姿势：患者面向自然光线，头略上仰，自然伸舌，舌体放松，舌尖略向下，舌面向两侧展平，充分暴露舌体。

望舌顺序：先望舌质，再望舌苔。先望舌尖，再望舌中、舌根，最后望舌侧。

（2）利用舌诊多媒体教学课件、舌诊模型或标准化患者讲解如何望舌质（舌色、舌形、舌态）和舌苔（苔质、苔色）。

（3）学生分组观察舌诊模型、标准化患者，或互相观察对方舌象。

3. 教学方法
（1）教师利用舌诊多媒体教学课件、舌诊模型或标准化患者进行讲解。
（2）学生分组观察练习。
（3）教师深入小组中现场指导。

三、实训作业
1. 简述望舌的方法。
2. 异常舌质和舌苔有哪些？各主什么病证？

实训二：　脉　　诊

一、实训目的
1. 掌握切脉的正确部位和指法。
2. 熟悉正常脉象的指感特征。
3. 了解常见病脉的指感特征及临床意义。

1

二、实训内容及方法

1. 用物准备　脉诊多媒体教学课件一套；桌、椅、脉枕（根据学生人数而定，每两人使用一个脉枕）；选择临床典型病例数个。

2. 操作程序

（1）利用多媒体讲解脉诊内容：切脉体位、定位与布指、举按寻法、单按与总按。

（2）由学生相互练习正确的切脉方法

体位：被切脉者取坐位，身体靠近诊桌边，手臂自然伸出，使手与心脏接近于同一水平，在腕关节背部垫脉枕，手掌向上，使寸口部充分暴露伸展。

姿势：切脉者和被测的同学侧向坐，用左手切按其右手脉，右手切按患者左手脉。

指法练习：①练习定位与布指。②练习单按与总按，比较三部脉的差异。③练习举按寻，体会不同指法下脉象特征。

（3）实训病例：每组选择典型病例1～2名，进行诊察，并进行综合分析，并判断其临床意义。

3. 教学方法

（1）组织全体学生观看脉诊多媒体课件，熟悉脉诊内容。

（2）学生分组，6～8人为一组，在教师指导下，训练正确的切脉指法，同学间相互练习，互相纠正。

（3）每组选择典型患者1～2名，作为观察对象，进行实训。

三、实训作业

简述常见病脉的临床表现及意义。

实训三： 中药煎煮法

一、实训目的

1. 掌握中药煎煮的正确方法。

2. 掌握特殊药材的特殊煎法。

二、实训内容及方法

1. 用物准备

（1）器皿：以砂锅、瓦罐、陶瓷罐为佳，忌用铁锅。药锅容量大小与药量相宜。

（2）其他：中药、炉具、过滤器、量杯（500ml）、计时器、药瓶（小号保暖瓶）、搅拌棒、治疗盘、弯盘、纱布、纱布袋。

2. 操作程序

（1）备齐用物。

（2）查对患者姓名及药物。

（3）将药物倒入瓦罐或砂锅内。

（4）加入清水浸泡30分钟。

煎药用水量，应根据药物的性质、吸水量、煎煮时间、火候及治疗所需药量来决定。头煎放水以高出药物3～5cm为宜；第二煎以没过药面2～3cm为宜。吸水性强及煎煮时间久的药物宜多放水。芳香易挥发的药品因煎煮时间短，宜少放水。小儿及限制饮水量的患者，煎药时宜少放水。

（5）煎煮时间和火候

一般药物先用武火煮沸后改用文火；祛寒解表药、清热芳香类药用武火，不宜久煎；滋补调理药物先煎沸后，改用文火缓煎，使药味充分煎出；二煎药则用文火缓煎即可。

一般药物头煎 30 分钟，二煎 25 分钟；解表、气味芳香的药物头煎 20 分钟，二煎 15 分钟左右；矿物类、骨角类、贝壳类、甲壳类及补益药一般武火煮沸后宜文火久煎，第一煎于沸后煮 60 分钟，第二煎于沸后煮 50 分钟。

（6）煎好药液用过滤器去渣，倒入小保温瓶内，加标签注明患者姓名、床号、病区。

（7）倒掉药渣，清洗瓦罐，整理用物。

（8）查对签名。

3. 教学方法

（1）组织学生复习中药煎煮法的基本知识。

（2）带领学生认识常见的植物类、贝壳矿物类、芳香类、贵重类、有毒中药等。

（3）让学生按护理程序和方法，进行中药煎煮法的操作练习。

（4）遇到问题应相互讨论、查阅书本，最后可咨询老师。

（5）实训结束前，老师做简单总结。

三、实训作业

举例说明中药特殊煎煮法的种类和注意事项。

实训四： 腧 穴 定 位

一、实训目的

1. 掌握腧穴的常用定位方法。

2. 能结合教材和针灸模型对常用腧穴进行定位。

二、实训内容及方法

1. 用物准备　模特、记号笔、75％酒精、医用棉球。

2. 操作程序

（1）分组：每 3～4 人一组，其中一人为模特。

（2）令模特摆出相应体位，其余成员根据腧穴常用定位方法进行腧穴定位，并用记号笔标记。

3. 教学方法

（1）可以真人角色扮演，也可以利用针灸人进行练习。

（2）激励学生积极参与，根据学生操作表现现场评分，作为平时成绩。

（3）合理分组，巡视矫正每组练习情况。

三、实训报告

1. 叙述曲池穴的定位方法并简要叙述其主治。

2. 列举四肢及头部常用的骨度分寸。

实训五： 毫 针 刺 法

一、实训目的

1. 掌握毫针刺法的基本手法与技术。

2. 熟悉针刺补泻方法。

二、实训内容及方法

1. 用物准备　治疗盘、一次性毫针、皮肤消毒液、无菌干棉球、镊子、弯盘。

2. 操作程序

(1) 教师示教持针法、单手进针法、双手进针法、舒张进针法、提捏进针法、进针的角度及针刺深度、行针法、留针与出针法、补泻方法。

持针法：通常用右手持针，最常用的是三指持针法，主要以刺手的拇、食、中指夹持针柄。

单手进针法：多用于较短的毫针。用右手拇指、示指持针，中指端紧靠穴位，指腹抵住针体中部，当拇指、示指向下用力时中指也随之屈曲，将针刺入，直至所需的深度。或者以左手拇指指甲或示指端切按在腧穴旁，右手持针紧靠左手指甲面或示指端将针刺入腧穴。

双手进针法：用左手拇、食两指持捏消毒干棉球，夹住针身下端，将针尖固定在所刺腧穴的皮肤表面位置，右手捻动针柄，将针刺入腧穴。

舒张进针法：用左手拇、食两指将针刺部位的皮肤向两边撑开，使皮肤绷紧，右手持针，使针从左手拇、食两指的中间刺入。

提捏进针法：用左手拇、食两指将针刺部位的皮肤提起，右手持针，从捏起皮肤的上端将针刺入。

进针的角度和针刺深度：直刺是将针身与皮肤表面成90°垂直刺入。斜刺是将针身与皮肤表面成45°左右刺入。横刺是将针身与皮肤表面成15°左右横向刺入。针刺的深度是指针身刺入人体内的深浅程度。治疗时，具体针刺的深度应结合患者的年龄、病情、体质、部位等多方面综合决定。

行针方法：将毫针刺入腧穴后，使患者产生针感，或调整针感的强弱，或使针感向某一方向扩散、传导而施行上下、进退的操作（提插法）或以刺手拇指、示指、中指持住针柄，进行向前向后捻转动作的操作（捻转法）。

留针与出针法：留针是将针刺入腧穴后，使针留置腧穴内一定时间。一般病证只要针下得气而施以适当的补泻手法后，即可出针或留针10～30分钟。而对于一些急性腹痛、顽固性、寒性疼痛或痉挛性疾病，可延长留针时间至60分钟，必要时可长达数小时。出针是以押手拇、食两指持消毒干棉球轻轻按压在针刺部位，刺手持针作轻微的小幅度捻转，并随势将针缓慢提至皮下，静留片刻，迅速拔出。最后检查针数，以防漏针。

补泻手法：补法操作手法是进针慢且浅，用力轻，提插、捻转幅度小，频率慢，留针后不捻转，出针后多按压针孔。泻法操作手法是进针快且深，用力重，提插、捻转幅度大，频率快，且反复捻转，出针后不按压针孔。

(2) 学生每2～4人一组，分组练习针刺基本方法。

（3）教师点评。

3. 教学方法

（1）老师示教。

（2）在不违反针刺禁忌、保证学生安全的前提下，以 2～4 人为一组，安排学生分组练习。

（3）教师巡视和点评，及时矫正，为学生计分。

三、实训作业

1. 单手进针法、双手进针法如何操作？

2. 针刺注意事项有哪些？晕针后如何处置？

实训六： 灸 法

一、实训目的

1. 掌握灸法的操作方法。

2. 熟练艾炷的制作方法。

二、实训内容及方法

1. 用物准备 治疗盘、艾绒、艾炷或艾条、打火机、凡士林、棉签、镊子、弯盘、浴巾、生姜片、蒜片、食盐等。

2. 操作程序

（1）教师示教艾炷的简单制作方法，艾炷灸（直接或间接灸）、艾条灸、温针灸。

艾炷灸：用艾绒先做成圆锥形的艾炷。直接灸是把艾炷直接置放在皮肤上施灸，可根据施灸程度的不同，灸后局部起泡化脓，愈后留有瘢痕（瘢痕灸），灸后局部不起泡化脓，愈后不留有瘢痕（无瘢痕灸）。间接灸是在艾炷与皮肤之间隔上某种药物而施灸，如隔姜灸、隔蒜灸、隔盐灸。

艾条灸：将艾绒用纸卷成长条形制成艾条，把艾条一头点燃，置于距皮肤 2～3cm 处进行熏灸，一般灸 3～5 分钟。

温针灸：将针刺入腧穴得气后，把纯净细软的艾绒捏在针尾上，或用一段 2cm 左右的艾条插在针尾上，点燃施灸，燃烧完后除去灰烬，将针取出。

（2）学生每 2～4 人一组，分组练习灸法的基本方法。

（3）教师点评。

3. 教学方法

（1）老师示教，讲解灸法过程中的注意事项。

（2）以 2～4 人为一组，安排学生分组练习。

（3）教师巡视和点评，及时矫正，为学生计分。

三、实训作业

灸法有什么作用，其适应证是什么？

实训七： 拔 罐 法

一、实训目的
1. 掌握拔罐法的操作方法。
2. 熟悉拔罐疗法的注意事项。

二、实训内容及方法
1. 用物准备 玻璃罐、抽气罐、毫针、治疗盘、酒精棉球、火柴、纱布或卫生纸等清洁用品，必要时准备毛毯、屏风等。

2. 操作程序

（1）教师示教罐的吸附方法、拔罐方法和起罐方法，重点为火罐法。

1）教师操作罐的吸附方法。

闪火法：用止血钳夹住 95％乙醇棉球，点燃后伸入罐内，在罐内绕 1～2 周后立即将火退出，同时迅速将罐扣在治疗部位皮肤上。

投火法：将 95％乙醇棉球或纸片点燃后投入罐内，迅速将罐扣在治疗部位皮肤上。

贴棉法：将 95％乙醇棉球（大小适宜，乙醇溶液不宜过多）贴在罐内壁，点燃后迅速扣在治疗部位皮肤上。

2）教师操作拔罐方法。

留罐：拔罐后将罐留置 10～15 分钟。

走罐：在罐口或皮肤上涂上适量润滑剂，拔罐后，以手推拉罐体，使之在皮肤上循经往复移动，以皮肤潮红为度。

闪罐：将罐拔上后立即取下，反复操作，以皮肤潮红为度。

留针拔罐：在针刺治疗留针时，以针刺处为中心拔罐。

刺血拔罐：为加强刺血法的疗效，刺血后在其相应部位上拔罐。

3）起罐方法：一手拿住罐具，另一手将罐口边缘皮肤按压下，使空气进入罐内，即可取下。

（2）学生每 2 人一组，分组练习拔罐操作方法。

（3）教师点评。

评价拔罐操作方法是否正确，各种罐的吸附方法、拔罐方法是否熟练掌握。

3. 教学方法

（1）老师讲授和演示。

（2）将学生合理分组。

（3）教师巡视和点评，组织小组讨论，对学生理解和掌握情况现场评价计分。

三、实训作业
拔罐法适用于哪些病证，需注意哪些事项？

实训八： 刮 痧 法

一、实训目的

1. 掌握刮痧法的操作方法。

2. 熟悉身体各部位的刮痧顺序和方法。

二、实训内容及方法

1. 用物准备　刮痧板、刮痧油、乙醇溶液、棉球、治疗盘，必要时准备毛毯、屏风等。

2. 操作程序

（1）教师示教刮痧法的操作方法。选取头部、背部、四肢等部位，对刮痧部位进行适当的清洁，用刮痧板蘸取刮痧油，单方向反复刮动，轻重适度，直至该部位皮肤潮红或出现紫红色斑点、斑块，次序由上至下、由内至外。

（2）学生每 2 人一组，分组练习刮痧操作方法。

（3）教师点评。评价刮痧疗法操作是否正确，头部、背部、四肢等部位刮痧方法是否掌握。

3. 教学方法

（1）老师讲授和演示。

（2）将学生合理分组。

（3）教师巡视和点评，对学生理解和掌握情况现场评价计分。

三、实训作业

刮痧法适用于哪些病证，需注意哪些事项？

实训九： 基本推拿手法

一、实训目的

1. 掌握基本推拿手法的操作方法。

2. 熟悉推拿疗法的适应证和操作过程中的注意事项。

二、实训内容及方法

1. 用物准备　按摩巾、按摩膏（或其他润肤介质）、治疗盘、按摩练习用沙袋，必要时准备毛毯、屏风等。

2. 操作程序

（1）教师示教 10 种基本推拿手法。

推法：手指、掌或肘着力于体表一定部位上，进行单方向的直线移动，指、掌、肘要紧贴体表，用力要稳，速度要缓慢均匀。

拿法：用大拇指与示指、中指两指，或用大拇指与其余四指相对用力在一定部位和穴位上进行有节律性的提捏，腕关节要放松，着力面为螺纹面，力度需由轻渐重再由重渐轻，动作要连绵柔和而有节奏，拿捏时间宜短，次数不宜超过 10 次。

按法：用手指、手掌或肘部等部位着力于治疗部位或穴位，用力下按，按而留之，方

7

向要垂直向下，用力要由轻到重、稳而持续，使刺激充分透达组织深部，操作结束时逐渐减轻按压的力量。

摩法：用手指指面或者手掌掌面着力于治疗部位或穴位，以腕部连同前臂，做环形的、有节奏的盘旋抚摩活动，肘关节微曲，腕关节放松，着力部位紧贴体表，压力均匀缓慢，频率为120次/分左右。

揉法：用手掌大鱼际、掌根或手指螺纹面着力于治疗部位或穴位，做轻柔缓和的环旋转动，并带动该处的皮下组织，用力要轻柔缓和，动作协调有节律，幅度从小到大，带动皮下组织一起运动，频率为120～160次/分。

摇法：用一手附于肢体关节近端，另一手握住肢体关节远端，使关节做被动、和缓的环转活动，用力要平稳，摇动幅度要由小渐大，但要在关节生理许可范围内或在患者能够忍受范围内，动作需缓和。

𢬵法：用第五掌指关节背侧着力于治疗部位，以腕关节的伸屈动作与前臂的旋转运动相结合，使小鱼际和手背在治疗部位作连续不断地往返滚动，肩关节要放松，肘关节自然屈曲约130°～150°，腕关节放松，腕关节伸屈幅度要大，吸定点为小指掌指关节背侧，要贴近体表，不能拖动、辗动或跳动，频率为120～160次/分左右。

搓法：用双手掌面着力于治疗部位，相对用力交替或往返快速搓动，双手用力要对称，搓动要快，移动要慢。

捏法：用拇指和食、中两指相对，捏提皮肤，双手交替捻动，向前推进。或手握空拳状，用示指中节和拇指指腹相对，捏提皮肤，双手交替捻动，向前推进。

抖法：用单手或双手握住患肢远端，稍用力作小幅度、连续、频率较快上下抖动，抖动幅度不宜太大，频率较快，抖动连续、有节奏，每分钟160～180次。

（2）学生每2人一组，分组练习基本推拿手法。

（3）教师点评。评价推拿部位和使用手法是否正确，基本推拿手法操作要领掌握情况。

3. 教学方法

（1）教师以学生为施术对象进行讲授和示教。

（2）准备足够的按摩床或桌椅，将学生合理分组练习。

（3）教师巡视和点评，对学生理解和掌握情况现场评价计分。

三、实训作业

常用的推拿手法有哪些，各适用于什么病证？

第二部分 学习指导

绪 论

【重点提示】

一、中医四大经典著作

《黄帝内经》、《神农本草经》、《伤寒论》、《金匮要略》。

二、金元四大家及温病四大家

金元四大家：以刘完素为代表的"寒凉派"，以张子和为代表的"攻下派"，以李东垣为代表的"补脾派"，以朱丹溪为代表的"滋阴派"。

温病四大家：叶天士创立卫气营血辨证，薛生白阐述了湿热病的病因、证候、特点及诊治法则，吴鞠通首创三焦辨证论治，王孟英将温病分为新感与伏气两大类。

三、整体观念

中医学认为，人体是一个有机整体，构成人体的各个组成部分之间，在生理上是相互协调的，在病理上是相互影响的；同时，人体与环境之间也是一个密切相关的整体。

四、辨证施护

辨证就是将望、闻、问、切所收集的症状与体征，通过分析、综合，辨清其疾病的病因、性质、部位和邪正之间的关系，从而概括判断为某种证候。施护，就是根据辨证的结果，确定相应的护理原则和方法。

【疑难解析】

一、"病"、"证"、"症"的区别

"病"是指有特定病因、发病形式、病机、发病规律及转归的一种完整的过程。"症"又称"症状"，是疾病所反映出来的孤立的病情。"证"是指证候，是疾病的某一个类型或疾病发展过程中某一阶段的病理概括。证比症状更全面、更深刻、更正确地揭示了疾病的本质，也比"病"更具体、更贴切，能将症状与疾病联系起来，揭示症状与疾病之间的内在联系。

二、"同病异护"和"异病同护"

同一种疾病可能分为几种证型，则治疗护理方法不同。不同的疾病可以出现相同的证候，则可采用相同的治疗护理方法。反映了辨证施护的精神实质。

【方法指津】

一、根据历史朝代顺序，了解历代最主要的医学事件，如最主要的代表人物、最著名的医学典籍，最主要的技术和理论创新，最具代表性的医学流派。

二、整体观念是中医护理学的一大特色。要从人体自身的整体性和内外环境的统一性两个方面进行理解。自身的整体性要从全身各个部位的生理联系和病理影响两方面来理解；内外环境的统一性要从人与自然环境的相适应、社会环境对人体生理病理的影响两方面来理解。

【测试习题】

一、选择题

1. 我国现存最早的医学专著是
  A. 《五十二产病方》　　　　B. 《神农本草经》　　　　C. 《黄帝内经》
  D. 《中藏经》　　　　　　　E. 《伤寒论》

2. 中医四大经典著作是
  A. 《黄帝内经》、《神农本草经》、《伤寒论》、《金匮要略》
  B. 《黄帝内经》、《伤寒论》、《类经》、《难经》
  C. 《素问》、《灵枢》、《神农本草经》、《伤寒论》
  D. 《黄帝内经》、《类经》、《难经》、《脉经》
  E. 《素问》、《灵枢》、《神农本草经》、《中藏经》

3. 中医理论体系的主要特点是
  A. 急则治标、缓则治本　　B. 辨病与辨证相结合　　C. 整体观念和辨证论治
  D. 异病同治和同病异治　　E. 以上都不是

4. 创立三焦辨证的医家是
  A. 叶天士　　　　　　　B. 吴鞠通　　　　　　　C. 吴又可
  D. 王孟英　　　　　　　E. 薛生白

5. 论治的主要依据是
  A. 病因　　　　　　　　B. 病位　　　　　　　　C. 病性
  D. 邪正关系　　　　　　E. 辨证的结果

6. 与辨证施护精神实质一致的是
  A. 阴阳学说　　　　　　B. 同病同治　　　　　　C. 整体观念
  D. 异病同护　　　　　　E. 对症治疗

7. 患者，女，18岁。感受风寒，症见恶寒发热，流清涕，舌淡苔白，脉浮紧，用散寒解表的麻黄汤治疗两剂后，又出现咽干肿痛，大便干结，声音嘶哑，再加清热泻火药，两种治疗体现了
  A. 阴阳互根　　　　　　B. 整体观念　　　　　　C. 辨证论治
  D. 阴阳消长　　　　　　E. 阴阳相互制约

（8～10题共用题干）

赵某，男，43岁。因恶寒发热、咳嗽来诊。诉前晚因贪凉寝于工地楼上，昨天始感

咽干咽痛，咳嗽，今起渐感烦热，出汗，微恶寒，咳嗽加剧，咳少量黄痰。舌红，苔薄黄，脉浮数。精神、饮食欠佳。体温 38.8℃，心率 96 次/分。

8. 你施护该患者，最关注患者的
　　A. 何系统患病　　　　B. 何证型　　　　　C. 何症状
　　D. 何脏器患病　　　　E. 患何病

9. 中医诊断该患者为风热感冒，你认为
　　A. 治法同于风寒感冒　　B. 治法同于气虚感冒　　C. 治法同于阳虚感冒
　　D. 宜清热解表　　　　　E. 感冒治法皆相同

10. 服药四天后，患者其他症状改善，咳嗽迁延十多天，到针灸科治疗，针刺手掌部鱼际穴和腕上列缺穴后咳止。关于针刺手掌部穴位治疗咳嗽，以下说法最准确的是
　　A. 体现了中医学的辨证论治　　　B. 体现了中医学的整体观念
　　C. 体现了中医学的辨病论治　　　D. 治咳嗽最宜用针灸法
　　E. 治咳嗽必须服药与针灸合用

二、名词解释

1. 整体观念
2. 辨证施护
3. 证
4. 同病异护
5. 异病同护

三、填空题

1. 中医护理学的基本特点是_____和_____。
2. 我国第一部临床医学专著是《_____》，作者是_____。
3. 我国现存最早的药物学专著是《_____》，我国第一部药典是《_____》。
4. 华佗因为发明_____而开创了全身麻醉状态下施行外科手术的先河。
5. "杏林春暖"典故赞扬的是名医_____的高尚医德。
6. 晋代_____著的《_____》是我国第一部脉学专著。
7. _____著的《_____》是我国第一部针灸学专著。
8. 我国最早的制药学专著是《_____》。
9. 吴又可提出"_____"通过口鼻传染的病因新见解。
10. "补土派"的代表是_____，"寒凉派"的代表是_____。

四、简答题

1. 简述金元四大家的学术思想。
2. 简述病、证、症的区别。

五、论述题

试论人体是一个有机整体。

【参考答案】

一、选择题

1. C　　2. A　　3. C　　4. B　　5. E　　6. C　　7. D　　8. B　　9. D
10. B

二、名词解释

1. 整体观念：中医学认为，人体是一个有机整体，构成人体的各个组成部分之间，在生理上是相互协调的，在病理上是相互影响的；同时，人体与环境之间也是一个密切相关的整体。

2. 辨证施护：辨证就是将望、闻、问、切所收集的症状与体征，通过分析、综合，辨清其疾病的病因、性质、部位和邪正之间的关系，从而概括判断为某种证候。施护，就是根据辨证的结果，确定相应的护理原则和方法。

3. 证：是指证候，是疾病的某一个类型或疾病发展过程中某一阶段的病理概括。

4. 同病异护：同一个疾病由于证候不同，其治疗护理的原则和方法也不同。

5. 异病同护：不同的疾病出现了相同的证候，就可以采用相同的治疗和护理方法。

三、填空题

1. 整体观念　辨证施护
2. 伤寒杂病论　张仲景
3. 神农本草经　新修本草
4. 麻沸散
5. 董奉
6. 王叔和　脉经
7. 皇甫谧　针灸甲乙经
8. 雷公炮炙论
9. 戾气
10. 李东垣　朱丹溪

四、简答题

1. 答：金元时期，出现了四大医学流派，他们是以刘完素为代表的"寒凉派"，认为病因以火热为多，治法强调降火；以张子和为代表的"攻下派"，认为治病应着重祛邪，故主张汗、吐、下法；以李东垣为代表的"补脾派"，认为补益脾胃是治病之要，他还非常重视饮食、劳倦、情志三者的护理，认为在饮食、劳倦、情志三者形成的内伤病中，精神因素起着先导作用；以朱丹溪为代表的"滋阴派"，认为病理变化基本是"阳常有余，阴常不足"，故提倡治疗上着重养阴。

2. 答："病"是指有特定病因、发病形式、病机、发病规律及转归的一种完整的过程。"症"又称"症状"，是疾病所反映出来的孤立的病情。"证"是指证候，是机体在疾病发展过程中某一阶段的病理概括。

五、论述题

答：中医学认为，人体是由心、肝、脾、肺、肾五脏，胆、小肠、胃、大肠、膀胱、三焦六腑，皮、脉、肉、筋、骨五体以及目、舌、口、鼻、耳、前后二阴诸窍组成的统一整体。这种人体整体的统一性是以五脏为中心，一脏、一腑、一体、一窍构成一个小系统，以五脏为首形成的五小系统组成一个大（母）系统，从而构成了一个极其合理完善的有机整体。各组成部分之间通过经络相互联系，在生理上协调一致，在病理上互相影响。

（温茂兴）

第一章 | 中医护理基础知识

【重点提示】

一、重要概念

1. 阴阳：阴阳是宇宙中相互关联的事物或现象对立双方属性的概括，含有对立统一的概念。

2. 五行：木、火、土、金、水五种物质及其运动变化。

3. 藏象：藏于人体内的脏腑及其表现于外的生理病理现象。

4. 神：神有广义和狭义之分。广义的神，是指人生命活动的外在表现；狭义的神，是指心所藏的神，即人的精神、意识、思维活动。

5. 经络：经，有路径之意。络，有网络之意。经络是运行气血，联络脏腑形体官窍，沟通上下内外，感应传导信息，调节人体功能的一种特殊的通路系统。

6. 六淫：即风、寒、暑、湿、燥、火六种外感病邪的统称。

7. 七情：即怒、喜、思、忧、悲、恐、惊七种情志变化。

8. 痰饮：痰和饮，是机体水液代谢障碍所形成的病理产物。一般以质地稠厚者称为痰，质地清稀者称为饮，合称痰饮。

二、阴阳学说的内容

阴阳对立制约，阴阳互根互用，阴阳消长平衡，阴阳相互转化。

三、五脏六腑的生理功能

五脏总的生理功能特点是：化生和贮藏精气；六腑总的生理功能特点是：受盛和传化水谷。五脏各自的生理功能，心：主血脉和主藏神。肺：主气、司呼吸，主宣发肃降，通调水道，朝百脉、主治节。脾：主运化、主升清和统血。肝：主疏泄和藏血。肾：藏精，主骨生髓，主水，主纳气。

四、经络系统的组成

经络由经脉和络脉组成。经脉包括十二经脉、奇经八脉以及附属于十二经脉的十二经别、十二经筋、十二皮部。络脉包括十五络脉、孙络和浮络。

五、六淫的共同特点

外感性，季节性，地域性，相兼性，转化性。

【疑难解析】

一、五行的生克乘侮规律

相生、相克说明事物之间相互资生和相互制约的正常规律。相乘相侮是五行之间正常的生克制化现象遭到破坏以后出现的异常克制现象。相乘相侮的联系是发生相乘时也可以发生相侮，发生相侮时也可以发生相乘，区别是相乘是按五行之间相克的次序出现的，相侮则是逆着五行相克的次序出现的。相乘与相侮两者皆可由五行中任何一行的"太过"或"不及"而引起。

二、中医之脏腑与西医之脏器

中医脏腑与西医同名，但涵义有相同也有不同。藏象学说中的脏与腑不单纯是一个解剖学的概念，更重要的是一个生理学和病理学的概念。中医藏象学说中的一个脏腑的生理功能，可能包含着西医几个脏器的生理功能；而西医一个脏器的生理功能，也可能分散在藏象学说的几个脏腑的生理功能之中。

三、肝之疏泄

肝的疏泄功能对人体各项生理功能的正常发挥具有重要作用。其疏泄功能体现在以下几个方面：一是调畅气机，二是调畅情志，三是促进脾胃的运化和胆汁分泌排泄，四是调理冲任二脉，维持生殖功能正常。

四、脾统血与肝藏血

脾主统血是指脾气有统摄血液在脉管中运行而不溢出脉外的功能。肝藏血是指肝具有贮藏血液和调节血量的功能。

五、心肾相交与心肾不交

心火必须下降于肾，与肾阳共同温煦肾阴，使肾水不寒；肾水必须上济于心，与心阴共同涵养心阳，使心火不亢。心肾阴阳升降的动态平衡，维持着心肾功能的协调，这种关系，称为"水火既济"、"心肾相交"。在病理上，若心火不能下降于肾而独亢于上，肾水不能上济于心而凝聚于下，心肾之间的生理功能就会失去协调平衡，而出现一系列的病理表现，即称为"心肾不交"，或"水火未济"，具体表现有心悸失眠，多梦健忘，耳鸣，腰膝酸软，或见男子梦遗，女子梦交等症。

六、肺主呼气与肾主纳气

肺主气，司呼吸，肾主纳气，肾的摄纳有助于肺呼吸的深度，故有"肺为气之主，肾为气之根"之说。若肾气亏虚，摄纳失司，或肺气虚日久，久病及肾，可致肾虚纳气失常，出现呼吸浅表、呼多吸少、动则气喘、汗多等症。

七、先天之本与后天之本

肾藏精，主生长、发育与生殖，为先天之本。脾主运行水谷精微，为后天之本。脾的运化功能有赖肾阳的温煦，肾中精气有赖脾所运化的水谷精微的培育和充养。脾与肾之间存在着"先天温养后天，后天滋养先天"关系。

八、肺、脾、肾与水液代谢

肺、脾、肾三脏与水液代谢非常密切。肺主宣发肃降，通过宣发向上向外输布水谷精微和津液，通过肃降向下向体内输布精微和津液，故有"肺主行水""肺为水之上源"之说。肺宣肃失常，水道不利，可出现小便不利、尿少、水肿、痰饮等水液运行障碍的病变。脾主运化，有吸收、输布水液，防止水液在体内停滞的作用。脾失健运，水液就会潴留于体内，产生痰饮，泄泻，尿少，水肿等症。故有"脾为生痰之源，肺为贮痰之器"之说。肾主水，通过气化作用调节全身水液代谢平衡，故称"肾为水脏"。

九、六淫与六气

风、寒、暑、湿、燥、火是自然界六种不同的气候变化，在正常情况下，称为"六气"。六气是人类乃至万物生长的必要条件，对人体是无害的。当气候变化异常，六气发生太过或不及，气候变化过于急骤，或非其时而有其气，以及在人体的正气不足，抵抗力下降时，六气才会成为致病因素，导致疾病的发生，这种情况下的六气，便称为"六淫"。

十、有形之痰与无形之痰

有形之痰：指视之可见，触之可及，闻之有声的痰，如咳出的痰液，喘息的痰鸣音，可触及的瘰疬、痰核等。

无形之痰：是指由痰饮引起的特殊病证，只见其症，不见其形，看不到实质性的痰饮，故称无形之痰，如头晕目眩，心悸气短，恶心呕吐，神昏谵狂等。

十一、脏腑之三焦和部位之三焦

三焦有两个概念。一是指六腑之一，一般指脏腑之间、脏腑内部的间隙互相沟通所形成的通道。在这一通道中运行着津液和元气。二是单纯的部位概念，膈以上为上焦，膈至脐为中焦，脐以下为下焦。

十二、物质之气与功能之气

物质之气是指构成人体和维持人体生命活动的最基本物质，如水谷之气、呼吸之气。功能之气是指脏腑组织的功能活动，如脾气、胃气、肾气等。

【方法指津】

一、事物的阴阳和五行归属

阴阳学说认为，世界上的万事万物都可以分为阴阳两大类。在对事物进行阴阳分类的时候，要从阴阳最早的概念即日光的向背进行联想和延伸，即将明亮的、温热的、外在的、运动的、兴奋的、上升的、机能亢进的、强大的、功能的统属于阳的范畴；反之，晦暗的、寒冷的、内在的、静止的、抑制的、下降的、机能衰退的、弱小的、物质的统属于阴的范畴。

五行学说认为，宇宙间的一切事物都是由木、火、土、金、水五种物质所构成，这五种物质不是孤立存在的，而是紧密联系的，既相互资生，又相互制约，从而促进自然界事物的发生和发展，维持着它们的协调和平衡。在对事物的属性进行五行归类时，也要善于联想和延伸，即以自然界木、火、土、金、水五种物质的特点为基本依据，凡从属某一行基本特性的，就将其归入这一行。

二、关注功能之脏腑，不被解剖之脏腑而困扰

中医的脏腑不仅是一个解剖学概念，更重要的是一个生理学和病理学的概念。学习中医的脏腑，要重点关注脏腑的生理功能和病理表现，不要为中医脏腑的解剖学描述而纠结。

三、必须掌握脏腑的病理表现

掌握脏腑的生理功能固然重要，掌握脏腑的病理表现同样重要，熟知这些病理表现，可为以后学习中医四诊和脏腑辨证打下基础。为加深对病理表现的理解和记忆，在教学与学习中要注重与临床实践相结合，可以采用病案讨论和临床见习等理论联系实际的方法。

【测试习题】

一、选择题

1. 阴阳学说较准确的说法是

    A. 中医的经典理论

    B. 平衡理论

    C. 对立统一的世界观

    D. 唯物论

    E. 我国古代朴素的唯物论和自发的辨证法思想

2. 事物阴阳两个方面的相互转化是

    A. 量的变化　　　　　　B. 单方面的　　　　　　C. 有条件的

    D. 绝对的　　　　　　　E. 必然的

3. 《内经》："阴在内，阳之守也，阳在外，阴之使也"是说明阴阳之间的

    A. 相互转化　　　　　　B. 相生相克　　　　　　C. 相互对立

    D. 互根互用　　　　　　E. 消长平衡

4. 以下情况最易说明阴消阳长相互转化的是

    A. 一种能量转变成另一种能量　　　　B. 水变成冰

    C. 内转变为外　　　　　　　　　　　D. 云转为雨

    E. 物质转化为精神

5. 病先见持续高热，面红目赤，后突然见肢厥面白，脉微欲绝，证属

    A. 阳消阴长　　　　　　　B. 阳胜则热　　　　　　C. 阴盛则寒

    D. 寒极生热　　　　　　　E. 重阳必阴

6. "重阴必阳"、"重阳必阴"属于

    A. 阴阳的互根　　　　　　B. 阴阳的对立　　　　　　C. 阴阳的转化

    D. 阴阳的消长　　　　　　E. 阴阳的相互制约

7. "孤阴不生，独阳不长"是由于阴阳之间哪种关系失常

    A. 互根互用　　　　　　　B. 消长平衡　　　　　　C. 阴阳交感

    D. 对立制约　　　　　　　E. 相互转化

8. 防治疾病的基本原则是

    A. 扶正却邪　　　　　　　B. 泻实补虚　　　　　　C. 调理阴阳

    D. 却除病邪　　　　　　　E. 补益正气

9. 根据五行的生克乘侮规律，若土气不足，则

    A. 木乘土，金侮土　　　B. 木乘土，水侮土　　　C. 木侮土，水乘土

    D. 土乘木，水侮土　　　E. 土乘水，木侮木

10. 根据五行的生克乘侮规律，以下说法**错误**的是

    A. 心火不足，肾水可乘之

    B. 木火刑金

    C. 肝木乘土

    D. 心火过亢，可以反侮肺金

    E. 岁土太过，雨湿流行，肾水受邪

11. 按五行生克规律，以下说法**错误**的是

    A. 火为土之母　　　　　　B. 金为木之所胜　　　　　　C. 水为火之所不胜

    D. 木为水之子　　　　　　E. 金为土之子

12. 根据五行的生克乘侮规律制定的治疗法则以下方法**不妥**的是
    A. 培土生金
    B. 培土制水
    C. 泻心火以降肝火
    D. 补金以生水
    E. 火制土

13. 肝火犯肺，属于
    A. 火侮金
    B. 木侮金
    C. 火克金
    D. 火乘金
    E. 金乘木

14. 金气不足，反为木气所衰，属于
    A. 已所不胜，侮而乘之
    B. 已之所胜，轻而侮之
    C. 制已所胜
    D. 侮所不胜
    E. 以上都不是

15. "见肝之病，知肝传脾"是指
    A. 木乘土
    B. 木克土
    C. 土侮木
    D. 子病及母
    E. 母病及子

16. 按五行生克规律，五味入五脏，多食甘则伤
    A. 心
    B. 肺
    C. 肝
    D. 脾
    E. 肾

17. 按五行生克规律，五味入五脏，多食咸则伤
    A. 心
    B. 肺
    C. 肝
    D. 脾
    E. 肾

18. 按五行生克规律，五味入五脏，多食酸则伤
    A. 心
    B. 肺
    C. 肝
    D. 脾
    E. 肾

19. 属"金元四大家"中的"攻下派"医家是
    A. 张仲景
    B. 张景岳
    C. 张从正
    D. 张锡纯
    E. 张完素

20. 认为"阳常有余"的医家是
    A. 刘完素
    B. 朱丹溪
    C. 张子和
    D. 张仲景
    E. 李东恒

21. 属于五行相克规律确定的治法是
    A. 佐金平木法
    B. 培土生金法
    C. 益火补土法
    D. 滋水涵木法
    E. 阴阳互制法

22. 具有"藏精气而不泻"的特点是
    A. 五脏
    B. 六腑
    C. 脏腑
    D. 奇恒之府
    E. 经络

23. 六腑共同的生理特点是
    A. 化生精气
    B. 贮藏精气
    C. 满而不能实
    D. 藏而不泻
    E. 以上均非

24. 下列哪项**除外**，均可反映心主血脉的功能是否正常
    A. 面色
    B. 舌色
    C. 脉象
    D. 爪甲
    E. 胸部感觉

25. "心之苗"为
    A. 口　　　　　　　　B. 鼻　　　　　　　　C. 舌
    D. 目　　　　　　　　E. 耳

26. 具有"华盖"之称的是
    A. 心　　　　　　　　B. 肺　　　　　　　　C. 肝
    D. 脾　　　　　　　　E. 肾

27. "水之上源"是指
    A. 心　　　　　　　　B. 肝　　　　　　　　C. 脾
    D. 肺　　　　　　　　E. 肾

28. 肺开窍于
    A. 舌　　　　　　　　B. 鼻　　　　　　　　C. 口
    D. 目　　　　　　　　E. 耳

29. "气血生化之源"指的是
    A. 肝　　　　　　　　B. 心　　　　　　　　C. 脾
    D. 肺　　　　　　　　E. 肾

30. 脾气的运动特点是
    A. 升　　　　　　　　B. 降　　　　　　　　C. 出
    D. 入　　　　　　　　E. 散

31. 下列**不属**肝系统的是
    A. 胆　　　　　　　　B. 筋　　　　　　　　C. 爪
    D. 目　　　　　　　　E. 肉

32. 与呼吸运动关系最密切的两脏是
    A. 心与脾　　　　　　B. 脾与肾　　　　　　C. 肾与肝
    D. 肝与肺　　　　　　E. 肺与肾

33. "天癸"来源于
    A. 心阴　　　　　　　B. 肝血　　　　　　　C. 肺津
    D. 肾阳　　　　　　　E. 肾精

34. 经络系统中，与脏腑有直接络属关系的是
    A. 十二经脉　　　　　B. 奇经八脉　　　　　C. 十二经别
    D. 十二经筋　　　　　E. 十五别络

35. 十二经脉的命名是结合（　　　）来确定的
    A. 阴阳、五行、脏腑　　B. 手足、五行、阴阳　　C. 内外、脏腑、五行
    D. 手足、五行、脏腑　　E. 手足、阴阳、脏腑

36. 下列名称**错误**的是
    A. 手厥阴心包经　　　　B. 足厥阴脾经　　　　C. 足少阴肾经
    D. 手阳明大肠经　　　　E. 足太阳膀胱经

37. 下列各组经脉中，从胸腔走向手指末端的是
    A. 心、肺、肾经　　　　B. 心、肺、心包经　　C. 胆、胃、三焦经
    D. 肝、胆、小肠经　　　E. 肺、脾、胆经

38. 十二经脉中阴经与阳经的交接部位在
   A. 头面　　　　　　　　　B. 胸腹　　　　　　　　　C. 手足
   D. 上肢　　　　　　　　　E. 下肢

39. 有关风邪，下列描述**错误**的是
   A. 风为百病之长　　　　　　　B. 风性善行而数变
   C. 风性干涩，易伤津液　　　　D. 风为阳邪，其性开泄，易袭阳位
   E. 风性主动

40. 六淫中最易导致疼痛的邪气是
   A. 寒邪　　　　　　　　　B. 火邪　　　　　　　　　C. 风邪
   D. 暑邪　　　　　　　　　E. 湿邪

41. 湿邪致病出现便溏不爽症状的主要原因是
   A. 湿性重浊　　　　　　　　B. 湿为阴邪　　　　　　　C. 湿性黏滞
   D. 湿性趋下　　　　　　　　E. 以上均非

42. 下列中的哪一项为淤血最常见的脉象
   A. 弦脉　　　　　　　　　B. 滑脉　　　　　　　　　C. 细脉
   D. 涩脉　　　　　　　　　E. 沉脉

43. "百病多由痰作祟"是指痰
   A. 病势缠绵　　　　　　　　B. 致病广泛　　　　　　　C. 阻滞气机
   D. 阻碍气血　　　　　　　　E. 扰动神明

44. 在下列阴阳失调的病机中，最易出现虚阳外越的是
   A. 阴损及阳　　　　　　　　B. 阳损及阴　　　　　　　C. 阴盛格阳
   D. 阳盛格阴　　　　　　　　E. 阴虚阳亢

45. 下列**不属于**实证临床表现的是
   A. 二便不通　　　　　　　　B. 脉实有力　　　　　　　C. 气短乏力
   D. 淤血内阻　　　　　　　　E. 水湿泛滥

46. 中正之官是
   A. 胃　　　　　　　　　　B. 大肠　　　　　　　　　C. 小肠
   D. 胆　　　　　　　　　　E. 膀胱

47. 水谷气血之海是
   A. 胃　　　　　　　　　　B. 大肠　　　　　　　　　C. 小肠
   D. 胆　　　　　　　　　　E. 膀胱

48. 州都之官是
   A. 胃　　　　　　　　　　B. 大肠　　　　　　　　　C. 小肠
   D. 胆　　　　　　　　　　E. 膀胱

49. 又称"原气"的气是
   A. 胃气　　　　　　　　　B. 卫气　　　　　　　　　C. 营气
   D. 元气　　　　　　　　　E. 宗气

50. 人体生命活动的原动力是
   A. 胃气　　　　　　　　　B. 卫气　　　　　　　　　C. 营气

D. 元气　　　　　　　　　E. 宗气

51. 可促进人体的生长、发育和生殖的气是
    A. 胃气　　　　　　　　B. 卫气　　　　　　　C. 营气
    D. 元气　　　　　　　　E. 宗气

52. 与人的睡眠有密切关系的气是
    A. 胃气　　　　　　　　B. 卫气　　　　　　　C. 营气
    D. 元气　　　　　　　　E. 宗气

53. 神志活动的主要物质基础的是
    A. 津液　　　　　　　　B. 血　　　　　　　　C. 营气
    D. 元气　　　　　　　　E. 宗气

54. 与津液的输布和排泄无关的脏腑是
    A. 肺　　　　　　　　　B. 脾　　　　　　　　C. 肾
    D. 三焦　　　　　　　　E. 心

55. 面色青，喜食酸味，脉见弦，可诊为
    A. 肺病　　　　　　　　B. 心病　　　　　　　C. 肝病
    D. 脾病　　　　　　　　E. 肾病

56. 患者，男，70岁。面色㿠白，气短懒言，神疲乏力，语声低微。其症状性质属于
    A. 阴证　　　　　　　　B. 阳证　　　　　　　C. 寒证
    D. 热证　　　　　　　　E. 实证

57. 患者，女，6岁。大叶性肺炎，面目红赤，气息喘促，体温41℃。午后突然抽搐，面色苍白，四肢厥冷，脉微。其证型变化属于
    A. 阴阳的互根　　　　　B. 阴阳的对立　　　　C. 阴阳的转化
    D. 阴阳的消长　　　　　E. 阴阳的相互制约

58. 患者，女，38岁。经常口腔溃疡，舌尖红赤破碎肿痛，口臭，便秘，情绪烦躁，睡眠差，脉弦数。用清泄心火的治法，体现了
    A. 阴阳互根　　　　　　B. 整体观念　　　　　C. 辨证论治
    D. 阴阳消长　　　　　　E. 阴阳相互制约

59. 患者，男，50岁。肝癌三年，情绪抑郁烦躁，近两个月来纳食不佳，脘腹胀闷，便秘，后转为泻泄。其疾病传变属于
    A. 木乘土　　　　　　　B. 木克土　　　　　　C. 土侮木
    D. 子病及母　　　　　　E. 母病及子

60. 患者，男，50岁。肝癌三年，情绪抑郁烦躁，近一周出现咳嗽，逐渐加剧，伴有咯血。其疾病传变属于
    A. 木乘土　　　　　　　B. 木克土　　　　　　C. 木侮金
    D. 子病及母　　　　　　E. 母病及子

61. 患者，女，40岁。长期潮热盗汗，腰膝酸软，月经不调，证属肾阴虚，近来出现头晕耳鸣，两目干涩，肢体麻木，失眠多梦的肝阴虚症状。此病理传变是
    A. 木乘土　　　　　　　B. 木克土　　　　　　C. 土侮木
    D. 子病及母　　　　　　E. 母病及子

62. 患者，男，28 岁。肺火高热，胸痛，咯铁锈色痰，治疗中用石膏、知母大剂量清热剂。用阴阳学说解释正确的是

    A. 互根互用   B. 阴阳离决   C. 阴阳交感

    D. 对立制约   E. 相互转化

63. 患者，女，40 岁。长期潮热盗汗，两颧发红，腰膝酸软，月经不调，属肾阴虚之阴虚阳亢。用滋补肾阴之法，阴阳学说解释正确的是

    A. 互根互用   B. 消长平衡   C. 阴阳交感

    D. 对立制约   E. 相互转化

64. 患者，女，36 岁。面色㿠白，口唇色淡，失眠多梦，证属血虚，治疗方中既有补血药，也加了补气药。血属阴，气属阳。此法用阴阳学说解释正确的是

    A. 互根互用   B. 消长平衡   C. 阴阳交感

    D. 对立制约   E. 相互转化

65. 患者，男，63 岁。咳嗽气喘多年，神疲乏力，属肺气虚，治疗中除用止咳平喘药之外，配伍益气健脾药，属培土生金法，此法应用了五行学说的哪条理论

    A. 相生   B. 相克   C. 相乘

    D. 相侮   E. 母子相克

66. 患者，男，45 岁。公司高管，长期加班，渐出现潮热盗汗，腰膝酸软，失眠多梦，心悸，时有梦遗，阳事不举。舌红苔黄，脉细数。用泻南补北法，此法应用了五行学说的

    A. 相生   B. 相克   C. 相乘

    D. 相侮   E. 母子相克

67. 患者，女，47 岁。患肺结核，症见干咳，潮热盗汗，颧红，消瘦，属肺肾阴虚，用滋补肺肾的治法，应用了五行学说的

    A. 相生   B. 相克   C. 相乘

    D. 相侮   E. 母子相克

68. 患者，男，46 岁。患肺结核一年，近来渐感神疲乏力、纳呆、便溏。属于

    A. 相乘   B. 相克   C. 相侮

    D. 母病及子   E. 子病及母

69. 患者，女，47 岁。公司高管，平素工作繁忙，出现心悸、失眠、健忘等心血虚症状，近来出现纳呆、腹胀、肢体倦怠，舌淡苔薄白，脉细数。属于

    A. 相乘   B. 相克   C. 相侮

    D. 母病及子   E. 子病及母

70. 黄某，男，46 岁。患"肺痨"半年余，近日出现神疲乏力、食少纳呆、大便溏泄的症状。属于

    A. 相乘   B. 相克   C. 相侮

    D. 母病及子   E. 子病及母

71. 患者，女，28 岁。心悸、心慌，失眠多梦，胸闷不适，舌淡，脉细。患者的主要病变在

    A. 脾   B. 胃   C. 心

D. 肝　　　　　　　　　　　E. 肺

72. 患者，男，30 岁。主诉心悸、心慌，活动后加甚近一周。症见面色苍白无华，舌淡苔白，脉细弱。此病理变化为

    A. 心血不足　　　　　　　B. 心气亏虚　　　　　　　C. 心火亢盛

    D. 心脉瘀阻　　　　　　　E. 心阳暴脱

73. 患者，女，42 岁。近日来时感心悸、心慌。查体：面色淡白无华，舌色淡白，脉细无力。此病理变化属于

    A. 心神不宁　　　　　　　B. 痰火扰心　　　　　　　C. 心血不足

    D. 心气亏虚　　　　　　　E. 心阳暴脱

74. 患者，男，52 岁。失眠多梦，精神萎靡，舌质红绛瘦瘪。此病理变化原因是

    A. 心气亏虚　　　　　　　B. 心脉淤血　　　　　　　C. 心阳不足

    D. 心阴不足　　　　　　　E. 心血不足

75. 患者，女，60 岁。反复胸部憋闷刺痛十余年，现胸闷不适，面色灰暗，舌边瘀斑，脉结代。此病理变化属

    A. 心血不足　　　　　　　B. 心神不宁　　　　　　　C. 心阴不足

    D. 痰湿阻滞　　　　　　　E. 心脉瘀阻

76. 患者，男，68 岁。近一周来，心中烦热，面赤，舌尖碎烂疼痛，脉数。此病理变化属于

    A. 心火亢盛　　　　　　　B. 心阴不足　　　　　　　C. 心气亏虚

    D. 心阳暴脱　　　　　　　E. 心脉瘀阻

77. 患者，男，67 岁。咳嗽痰稀，气短而喘，容易感冒，时有自汗。该患者的主要病变在

    A. 肺　　　　　　　　　　B. 脾　　　　　　　　　　C. 心

    D. 肝　　　　　　　　　　E. 肾

78. 患者，女，18 岁。气促而喘，痰多色白，晨起为甚，胸闷不适，舌红苔黄，脉弦数。此病理变化是由于

    A. 肺气不宣　　　　　　　B. 肺气虚弱　　　　　　　C. 肺失肃降

    D. 脾失健运　　　　　　　E. 肾气亏虚

79. 患者，女，16 岁。咳嗽、气喘反复发作六、七年。面色㿠白，容易汗出，动则益甚。此病理变化为

    A. 肺失肃降　　　　　　　B. 肺气失宣　　　　　　　C. 肾气亏虚

    D. 肺气亏虚　　　　　　　E. 脾气亏虚

80. 患者，男，12 岁。昨日淋雨受寒后，出现鼻塞流涕，喷嚏时作，咳嗽痰少而稀。此病理变化是

    A. 肺失肃降　　　　　　　B. 肺气失宣　　　　　　　C. 寒邪袭肺

    D. 肺热壅盛　　　　　　　E. 燥邪犯肺

81. 患者，女，54 岁。咳嗽痰稀，声音嘶哑，恶寒少汗。此病理变化是由于

    A. 风热犯肺　　　　　　　B. 肺耗顿伤　　　　　　　C. 肺阴不足

    D. 风寒犯肺　　　　　　　E. 燥邪犯肺

82. 患者，男，48岁。咳嗽痰稀，胸闷不适，颜面浮肿，小便色清而短。该患者治宜
    A. 行气化痰　　　　　B. 益气化痰　　　　　C. 利水消肿
    D. 宣肺化痰　　　　　E. 宣肺利水

83. 患者，女，52岁。咳声低微，声音嘶哑，喉部干涩，舌红苔少脉细。此病理变化是属于
    A. 肺阴不足　　　　　B. 肺热壅盛　　　　　C. 燥邪犯肺
    D. 肺气不宣　　　　　E. 肺失肃降

84. 患者，男，78岁。近日来时觉腹胀，大便溏软，食欲不振，倦怠乏力。患者的主要病变在
    A. 心　　　　　　　　B. 肝　　　　　　　　C. 脾
    D. 肺　　　　　　　　E. 肾

85. 患者，男，73岁。全身水肿，腰以下为甚，面色淡白，大便稀溏，纳食不馨，精神萎靡，肢软乏力。此病理变化是属于
    A. 脾运失职　　　　　B. 肾不主水　　　　　C. 肺失宣肃
    D. 肝失疏泄　　　　　E. 心不藏神

86. 患者，女，65岁。急性肠炎后泄泻不止，时轻时重，神疲乏力，头目眩晕，面色淡白无华。此病理变化是属于
    A. 肾阳不足　　　　　B. 脾气亏虚　　　　　C. 脾虚水停
    D. 脾失升清　　　　　E. 脾气下陷

87. 患者，女，47岁。经常皮下出现青紫斑块，以下肢为甚，倦怠消瘦，面色萎黄，月经淋漓不尽。此病理变化是
    A. 脾失统摄　　　　　B. 肝不藏血　　　　　C. 肾不藏血
    D. 心不主血　　　　　E. 肺朝百脉

88. 患者，男，82岁。纳呆三天，口腻口甜，大便黏滞不爽。此病理变化为
    A. 脾虚失运　　　　　B. 脾虚生湿　　　　　C. 肝失疏泄
    D. 肺不行水　　　　　E. 肾不主水

89. 患者，男，16岁。时流口涎数年，时轻时重。口淡乏味，食后易胀。此病理变化是
    A. 脾气郁结　　　　　B. 肝气郁结　　　　　C. 肾阳亏虚
    D. 脾胃阴虚　　　　　E. 脾不摄津

90. 患者，男，36岁。患"重症肌无力"数年。现肌肉瘦削，四肢乏力，气短懒言。此病理变化为
    A. 肾不主骨　　　　　B. 肾不藏精　　　　　C. 肺不主气
    D. 脾不健运　　　　　E. 脾气亏虚

91. 患者，女，43岁。因家事争吵后即觉胸胁、两乳胀痛，时或少腹亦感不舒，平日情绪抑郁。患者的主要病变在
    A. 肝　　　　　　　　B. 心　　　　　　　　C. 脾
    D. 肺　　　　　　　　E. 肾

92. 患者，男，26岁。闷闷不乐，悲忧欲哭，胸胁不适，夜寐不宁。此病理变化属于

　　　　A. 心不藏神　　　　　　　B. 肝气郁结　　　　　　C. 肝气上逆
　　　　D. 脾虚不适　　　　　　　E. 肺气不宣

93. 患者，男，58岁。一周前开始感觉两目干涩，视物不清，爪甲软薄，肢体麻木，屈伸不利。此病理变化是由于
　　　　A. 肝阳上亢　　　　　　　B. 肝经风热　　　　　　C. 肝血亏虚
　　　　D. 肝气郁结　　　　　　　E. 肝气上逆

94. 患者，女，29岁。近日来目赤痒痛，目眵增多，迎风流泪。此病理变化属于
　　　　A. 肝血不足　　　　　　　B. 肝阳上亢　　　　　　C. 肝不藏血
　　　　D. 肝经风热　　　　　　　E. 肝风内动

95. 患者，男，62岁。有"胆囊炎、胆结石"病史。三天前出现胁下胀满疼痛，口苦，纳食不化，厌食油腻。此病理变化是由于
　　　　A. 肝气郁结　　　　　　　B. 肝火上炎　　　　　　C. 胆气上逆
　　　　D. 肝阳上亢　　　　　　　E. 脾不健运

96. 患者，男，62岁。咳嗽、气喘，动则益甚，伴腰膝酸痛，记忆力减退，齿松发落。患者的主要病变在
　　　　A. 心　　　　　　　　　　B. 肝　　　　　　　　　C. 脾
　　　　D. 肺　　　　　　　　　　E. 肾

97. 患者，男，12岁。遗尿近10年，每夜1～2次。伴小便清长，四肢不温，面色㿠白。此病理变化是由于
　　　　A. 肾阳亏虚　　　　　　　B. 肾阴不足　　　　　　C. 肾不纳气
　　　　D. 脾不运化　　　　　　　E. 肝气不疏

98. 患者，女，82岁。牙齿松动易脱，精神萎靡，思维迟钝，听力减退。此病理变化是由于
　　　　A. 脾气亏虚　　　　　　　B. 肾精不足　　　　　　C. 肺气亏虚
　　　　D. 肾阳亏虚　　　　　　　E. 肾阴亏虚

99. 患者，女，39岁。腰膝酸软，伴咽干、口燥、手中心热。此病理变化是由于
　　　　A. 肾阳亏虚　　　　　　　B. 肾精不足　　　　　　C. 肺阴亏虚
　　　　D. 肾阴不足　　　　　　　E. 肾不纳气

100. 患者，男，64岁。有"慢支肺气肿"病史。近半月来，咳声低微，气短而喘，动则益甚，呼多吸少，精神萎靡，头晕耳鸣。此病理变化是
　　　　A. 肾不纳气　　　　　　　B. 肾精不足　　　　　　C. 肾阳亏虚
　　　　D. 肺气亏虚　　　　　　　E. 脾不升清

101. 李某，男，45岁。自诉前额头痛5年。初步判断该患者病位在
　　　　A. 少阳经　　　　　　　　B. 太阳经　　　　　　　C. 阳明经
　　　　D. 太阴经　　　　　　　　E. 厥阴经

102. 刘某，女，38岁。自诉头痛3年，以额头两侧为主。该患者病位在
　　　　A. 少阳经　　　　　　　　B. 太阳经　　　　　　　C. 阳明经
　　　　D. 太阴经　　　　　　　　E. 少阴经

103. 钱某，女，20岁。症见：头项强痛，鼻塞，流清涕，伴随恶寒，发热。请问该

患者病位在

    A. 少阳经   B. 太阳经   C. 阳明经

    D. 太阴经   E. 厥阴经

104. 张某,女,35岁。自诉头痛,鼻塞,汗出,恶风1天,查舌质淡,苔薄白,脉浮。其病因为

    A. 寒邪   B. 风邪   C. 暑邪

    D. 湿邪   E. 热邪

105. 某女,23岁。自诉恶寒,发热,鼻塞,流清涕,头项强痛,无汗2天,加重1天。查舌质淡,苔薄白,脉浮紧。该患者应诊断为

    A. 风热犯肺   B. 风寒束表   C. 痰热壅肺

    D. 外感暑湿   E. 寒邪犯肺

106. 某男,18岁。症见:身热不扬,头身困重,四肢倦怠乏力。查舌红苔黄腻,脉濡数。其病因为

    A. 风邪   B. 湿邪   C. 暑邪

    D. 暑湿之邪   E. 火邪

107. 患者赵某,男,31岁。近日出现头痛如裹,肢体困重,舌淡苔腻,脉濡。其病因为

    A. 风邪   B. 湿邪   C. 暑邪

    D. 暑湿之邪   E. 火邪

108. 某女,32岁。近日出现带下量多,色白,小腹坠胀。舌淡胖苔白腻,脉濡。有关病机,描述正确的是

    A. 湿阻气机   B. 脾虚湿盛   C. 湿热内阻

    D. 湿浊下注   E. 寒湿内盛

109. 某患者出现高热、神昏谵语3天,伴见四肢抽搐、颈项强直、角弓反张、目睛上视。其病因为

    A. 风邪   B. 湿邪   C. 暑邪

    D. 暑湿之邪   E. 火邪

110. 患者张某,近日来出现口鼻干燥,咽干唇裂,皮肤干燥,毛发干枯不荣,小便短少、大便干结等。其病因为

    A. 风邪   B. 湿邪   C. 暑邪

    D. 燥邪   E. 火邪

111. 某患者游走性关节疼痛8年,痛无定处。说法是正确的是

    A. 风为百病之长   B. 风为阳邪,其性开泄,易袭阳位

    C. 风性善行而数变   D. 风性主动

    E. 寒性收引

112. 某患者,女,51岁。自诉筋脉拘急,关节挛急疼痛10年余,伴见关节屈伸不利,冷厥不仁,遇寒加重。说明寒邪的致病特点是

    A. 其性开泄   B. 其性重着   C. 其性凝滞

    D. 易伤津血   E. 易耗气

113. 某患者，咽喉如有异物，吐之不出，咽之不下 6 年余，舌淡苔厚腻，脉滑。其病机为

    A. 外感湿邪   B. 痰气交阻   C. 湿热内阻

    D. 痰饮内停   E. 气血不通

114. 患者李某，男，38 岁。症见：身倦乏力，少气懒言，胁痛如刺，拒按，查舌淡有紫斑，脉沉涩。此属

    A. 气虚证   B. 血瘀证   C. 气虚血瘀证

    D. 气血两虚证   E. 气不摄血证

115. 刘某，男，46 岁。近日腹满食少，肠鸣沥沥有声。舌淡苔滑，脉濡滑。其病机为

    A. 外感湿邪   B. 痰气交阻   C. 饮停肠间

    D. 痰饮内停   E. 湿热下注

116. 患者，女，25 岁。三年前开始出现月经不调，小腹疼痛，痛经，经色紫黯有血块，舌上有瘀斑，脉涩。其致病因素为

    A. 寒邪   B. 淤血   C. 水湿

    D. 痰饮   E. 热邪

117. 某女，39 岁。自诉头痛 6 年，以两侧为主，痛如针刺，固定不移，多在夜间发作，7 年前曾有头部外伤史。舌质紫暗，舌上有瘀点，苔薄，脉细涩。其病机为

    A. 气滞血瘀   B. 气虚血瘀   C. 血热血瘀

    D. 淤血内阻   E. 痰瘀互结

118. 患者王某，男，42 岁。自诉面赤身热，口渴饮冷，烦躁不宁，尿黄便干 3 天，加重 1 天，查舌红苔黄，脉数。此属

    A. 湿热证   B. 实热证   C. 虚热证

    D. 戴阳证   E. 暑湿证

119. 某患者，身热，面赤，口渴喜冷饮，烦躁不安，小便短赤，大便秘结半月余，近日出现心烦失眠，手足心热，查舌红少苔，脉细数。此属

    A. 实热证   B. 虚热证   C. 戴阳证

    D. 阴盛格阳   E. 阳盛则阴病

120. 某女，32 岁。自诉形寒，肢冷 2 天，查舌质淡，苔白，脉迟。其病机为

    A. 阴偏盛   B. 阳虚则寒   C. 阴阳两虚

    D. 阳盛格阴   E. 阴盛则阳病

121. 某女，33 岁。自诉畏寒肢冷，大便溏薄 3 年，查舌淡苔薄白，脉沉。上述证候的病机是

    A. 寒邪束表，卫气失宣   B. 寒邪直中，阳气受损   C. 阳虚失于温煦

    D. 阴寒内盛，阳气被郁   E. 以上都不是

122. 某患者，自诉五心烦热，潮热，盗汗，咽干口燥，形体消瘦 4 年余。舌红少苔，脉细数无力。此属

    A. 实热证   B. 虚热证   C. 戴阳证

    D. 阴盛格阳   E. 阳盛则阴病

123. 患者，张某。近日来出现面红烦热、口渴、手足躁动不安，身虽热，却反而喜盖衣被。脉洪大，按之无力。有关病机，下列描述正确的是

    A. 实热证   B. 虚热证   C. 戴阳证

    D. 阳盛格阴   E. 阴盛格阳

124. 某患者，三日前出现四肢厥冷，服寒药不纳。脉象沉伏。其病机是

    A. 实寒证   B. 虚寒证   C. 阴盛则阳病

    D. 阳盛格阴   E. 阴盛格阳

125. 患者，何某。自诉三个月前出现高热，口渴，胸痛，咳嗽等证。于当地医院进行诊治，并未好转，近日来体温骤降，四肢厥逆，冷汗淋漓，脉微欲绝。下列有关其病机的描述，正确的是

    A. 由阳转阴   B. 由阴转阳   C. 亡阳

    D. 亡阴   E. 阳盛格阴

126. 某男，65岁。大汗淋漓，汗稀而凉1月余，伴见肌肤手足逆冷，精神疲惫，神清淡漠。近日出现昏迷，脉微欲绝。有关病机，下列描述正确的是

    A. 由阴转阳   B. 阳盛格阴   C. 阴盛格阳

    D. 亡阳   E. 亡阴

127. 某患者，半月前出现汗出不止，汗热而黏，手足温，身体干瘪，喘渴烦躁，有时昏迷谵妄。脉细数疾无力，舌光绛无苔。其病机为

    A. 阳盛则阴病   B. 阴盛则阳病   C. 亡阳

    D. 亡阴   E. 阴盛格阳

128. 患者，丁某。近日出现咳逆倚息，气短不得卧，其形如肿。其致病因素为

    A. 痰饮   B. 悬饮   C. 溢饮

    D. 支饮   E. 淤血

129. 某患者，男，69岁。三日前由于家庭因素过度愤怒，出现面红目赤，头痛头晕，耳鸣目眩，猝然昏倒。对于其病机，说法正确的是

    A. 怒则气上   B. 怒则气结   C. 悲则气消

    D. 惊则气乱   E. 恐则气上

130. 某患者，近日出现眩晕，震颤，四肢抽搐，角弓反张，颈项强直，直视上吊等症状。此属

    A. 风为百病之长   B. 风胜则动

    C. 风性善行而数变   D. 惊风为阳邪，其性开泄

    E. 风邪易袭阳位

131. 王某，男，3岁。出现口苦、呕吐黄绿苦水、面身橘黄，与（　　）的功能不足有关

    A. 胃   B. 大肠   C. 小肠

    D. 胆   E. 膀胱

132. 王某，女，34岁。嗳气，嘈杂，口干3个月，偶有胃区灼热感，隐痛，胃纳差，大便正常。与（　　）的功能不足有关

    A. 胃   B. 大肠   C. 小肠

D. 胆　　　　　　　　　　　E. 膀胱

133. 王某，女，8 岁。近日出现嗳气酸腐、口臭，与（　　）的功能不足有关
　　　A. 胃　　　　　　　　　B. 大肠　　　　　　　　C. 小肠
　　　D. 胆　　　　　　　　　E. 膀胱

134. 郭某，女，34 岁。近日出现尿痛、淋涩、排尿不畅，与（　　）的功能不足有关
　　　A. 胃　　　　　　　　　B. 大肠　　　　　　　　C. 小肠
　　　D. 胆　　　　　　　　　E. 膀胱

135. 郭某，女，48 岁。近来出现小便量减少，而大便稀薄，大夫选用了一治法是"利小便即所以实大便"，这一治法的理论基础是
　　　A. 胃主受纳、腐熟水谷　　B. 小肠主液　　　　　　C. 大肠主传化糟粕
　　　D. 胃主通降　　　　　　　E. 小肠主受盛和化物

136. 郭某，男，48 岁。患便秘 2 年，大便并不干硬，虽有便意但便难排出，此与（　　）的功能有关
　　　A. 胃　　　　　　　　　B. 大肠　　　　　　　　C. 小肠
　　　D. 胆　　　　　　　　　E. 膀胱

137. 郭某，男，38 岁。平素脾气暴躁，今因琐事与人发生争执，出现面红目赤，头痛眩晕，口苦，胁痛，与此相关的脏腑是
　　　A. 胃　　　　　　　　　B. 大肠　　　　　　　　C. 小肠
　　　D. 胆　　　　　　　　　E. 膀胱

138. 郭某，女，48 岁。易惊，胆怯，爱叹气，办事优柔寡断，一般来说与此相关的脏腑是
　　　A. 胃　　　　　　　　　B. 大肠　　　　　　　　C. 小肠
　　　D. 胆　　　　　　　　　E. 膀胱

139. 王某，男，3 岁。囟门未闭，骨骼萎软，行走无力，与（　　）的功能不足有关
　　　A. 胃气　　　　　　　　B. 卫气　　　　　　　　C. 营气
　　　D. 元气　　　　　　　　E. 宗气

140. 王某，女，34 岁。怕冷、汗出、容易感冒，与（　　）的功能不足有关
　　　A. 胃气　　　　　　　　B. 卫气　　　　　　　　C. 营气
　　　D. 元气　　　　　　　　E. 宗气

141. 王某，女，50 岁。牙齿松动，头发脱落，生殖功能减退，出现了老态龙钟之态，与（　　）的功能不足有关
　　　A. 胃气　　　　　　　　B. 卫气　　　　　　　　C. 营气
　　　D. 元气　　　　　　　　E. 宗气

142. 郭某，女，34 岁。神疲乏力，少气懒言，自汗，活动后以上症状加重。属于
　　　A. 气脱　　　　　　　　B. 气滞　　　　　　　　C. 气逆
　　　D. 气虚　　　　　　　　E. 气陷

143. 郭某，女，34 岁。经常腹泻，并有肛门脱垂。属于
　　　A. 气脱　　　　　　　　B. 气滞　　　　　　　　C. 气逆

    D. 气虚   E. 气陷

144. 郭某，女，48岁。喜唉声叹气，胁肋部胀痛。属于

    A. 气脱   B. 气滞   C. 气逆

    D. 气虚   E. 气陷

145. 郭某，男，48岁。平素脾气暴躁，今因琐事与人发生争执，出现面红目赤，头痛眩晕。属于

    A. 气脱   B. 气滞   C. 气逆

    D. 气虚   E. 气陷

146. 郭某，女，48岁。面色苍白，失眠多梦，心悸心慌。属于

    A. 气脱   B. 血虚   C. 气逆

    D. 气虚   E. 气陷

147. 郭某，女，8岁。饮食不洁，出现吐泻大作，现面色苍白，眼窝下陷，皮肤松弛，口淡不甚渴饮，小便量少。属于

    A. 气脱   B. 血虚   C. 津脱

    D. 气虚   E. 气陷

148. 郭某，女，48岁。出现面色苍白无华，头昏眼花，毛发枯槁，肌肤干燥，肢体麻木等现象。属于

    A. 气脱   B. 血虚   C. 津脱

    D. 气虚   E. 气陷

149. 郭某，女，21岁，学生。月经淋漓不尽3年余。现仍出血不止，量稀少而色暗，伴头晕、纳差、便溏。此患者月经淋漓不止的原因是

    A. 气虚不温煦所致   B. 气虚不能推动所致

    C. 气虚不能气化所致   D. 气虚不能固摄精液所致

    E. 气虚不能固摄血液所致

150. 郭某，男，21岁，学生。经常感觉畏寒，四肢冰凉。其原因是

    A. 气虚不温煦所致   B. 气虚不能推动所致

    C. 气虚不能气化所致   D. 气虚不能固摄精液所致

    E. 气虚不能固摄血液所致

151. 李某，女，38岁。1年前因流产失血过多而致头晕，心悸，失眠，多梦。近几月来自感神疲乏力，气短懒言，食欲不振，动则汗出。本病属于

    A. 气血两虚   B. 气虚   C. 气津两伤

    D. 血虚   E. 津伤

（152～154题共用题干）

王某，女，40岁。因家庭变故，半年来郁郁寡欢，渐感胸胁胀闷，嗳气泛酸，时有呃逆，头晕头痛，失眠，纳差，脘腹胀满，神疲乏力，渐消瘦，查体血压升高。舌淡苔薄黄，脉弦数。

152. 用五行学说解释其病机，正确的描述是

    A. 木克土   B. 土侮木   C. 木乘土

    D. 木侮土   E. 土生木

153. 患者未及时得治，后频发咳逆，咳少量黏痰，甚或咳血，面红，眼干红。用五行学说解释其病机，正确的描述是

  A. 土生金   B. 金克木   C. 金侮木

  D. 金乘木   E. 木侮金

154. 患者治疗一个月后，其他症状改善，唯余头晕目眩，耳鸣，腰膝酸软，午后烦热颧红，盗汗。舌红少苔，脉弦细数。属肝肾阴虚。宜用的治法是

  A. 益火补土法   B. 培土生金法   C. 金水相生法

  D. 滋水涵木法   E. 培土制水法

（155～157题共用题干）

温某，男，62岁。确诊"慢性阻塞性肺病"近10年。昨日起咳嗽气短，神疲乏力，舌淡苔白，脉细弱。

155. 患者病变脏腑最可能是

  A. 肾   B. 肺   C. 肝

  D. 脾   E. 心

156. 患者最可能功能失常的是

  A. 主血脉   B. 主纳气   C. 主运气

  D. 主气、司呼吸   E. 主疏泄

157. 咳嗽气短的原因最可能是

  A. 脾气亏虚   B. 心气亏虚   C. 肝气郁滞

  D. 肺气亏虚   E. 肾气不足

（158～162题共用题干）

艾某某，女，60岁。心慌气短，动则加甚，伴胸部憋闷刺痛，面色苍白无华，舌淡苔白，脉涩。

158. 患者最可能的病变脏腑是

  A. 心   B. 肝   C. 脾

  D. 肺   E. 肾

159. 患者最可能的功能失常是

  A. 主神   B. 主血脉   C. 朝百脉

  D. 主宣发   E. 主肃降

160. 心慌气短，动则加甚的原因最可能是

  A. 肝气郁结   B. 肾阳不足   C. 心气不足

  D. 肺气虚弱   E. 脾气亏虚

161. 胸部憋闷刺痛的原因最可能是

  A. 肾不纳气   B. 肺气不宣   C. 脾失健运

  D. 心脉瘀阻   E. 肝气郁结

162. 患者病理变化发生的原因最可能是

  A. 气血亏虚   B. 阴血不足   C. 气滞血瘀

  D. 寒凝血瘀   E. 气虚血瘀

（163～167题共用题干）

胡某某，男，54岁。患"高血压"八年。近日来急躁易怒，失眠头痛，脉弦数。

163. 患者的病变脏腑是
   A. 肺
   D. 肝
   B. 脾
   E. 肾
   C. 心

164. 患者最可能功能失常的是
   A. 藏精，主生长、发育和生殖
   C. 主运化
   E. 主疏泄
   B. 主水
   D. 藏血

165. 急躁易怒的原因是
   A. 肝气郁结
   D. 肾不纳气
   B. 肝气上逆
   E. 脾气不升
   C. 肺气不宣

166. 患者在病变过程中，常出现的是
   A. 面红口赤
   D. 肠鸣腹泻
   B. 闷闷不乐
   E. 腹胀腹痛
   C. 多愁善虑

167. 患者出现吐血，甚至猝烈昏厥，其原因最可能是
   A. 肝气亏虚
   D. 肝风内动
   B. 肝血亏虚
   E. 肾阴不足
   C. 血随气逆

（168～172题共用题干）

黄某某，男，62岁。患"慢性肾炎"十二年。三日前开始全身水肿，腰以下为甚，面色淡白，四肢不温，脉弱尺部尤甚。

168. 患者的病变脏腑是
   A. 肾
   D. 肺
   B. 脾
   E. 肝
   C. 心

169. 患者最可能功能失常的是
   A. 主运化
   D. 主水
   B. 主纳气
   E. 主宣发
   C. 主通调水道

170. 全身水肿的原因最可能是
   A. 脾气虚
   D. 肾阴虚
   B. 肺气虚
   E. 脾阳虚
   C. 肾阳虚

171. 患者在病变过程中，常伴随的症状是
   A. 尿量增多
   D. 尿道灼痛
   B. 尿量减少
   E. 尿细如线
   C. 尿频尿急

172. 患者出现呼吸表浅，呼多吸少，其原因主要是
   A. 肺失宣发
   D. 肾精不足
   B. 肺失肃降
   E. 肾不纳气
   C. 脾气亏虚

（173～175题共用题干）

患者，男，40岁。一个月前因长时间暴露于冷空气中，继而出现皮肤瘙痒，周身可见时隐时现的、边缘清楚的、红色或白色的风团，单个风团持续不超过24～36小时，消退后不留痕迹。

173. 其致病因素为
   A. 外感六淫
   B. 内伤饮食
   C. 痰饮
   D. 淤血
   E. 七情过激

174. 该患者感受的邪气最可能为
   A. 风邪
   B. 寒邪
   C. 暑邪
   D. 湿邪
   E. 火邪

175. 有关该致病因素的描述，以下正确的是
   A. 风为百病之长
   B. 寒性凝滞
   C. 风性善行而数变
   D. 湿性黏滞
   E. 寒性收引

(176～178 题共用题干)

患者刘某，男，29 岁。自诉心烦失眠，面赤身热 4 天，伴口渴喜冷饮，小便短赤，大便干燥。舌红苔黄，脉洪数。

176. 该患者病位在
   A. 少太阴肺经
   B. 手厥阴心包经
   C. 手少阴心经
   D. 手阳明大肠经
   E. 手太阳小肠经

177. 此属
   A. 虚热证
   B. 实热证
   C. 阴盛格阳
   D. 阳盛格阴
   E. 亡阳

178. 患者出现小便短赤，说明了
   A. 肺与小肠相为表里
   B. 心包与三焦相为表里
   C. 心与大肠相为表里
   D. 心与小肠相为表里
   E. 肾与膀胱相为表里

(179～181 题共用题干)

某患者，自诉头痛 3 年余，以巅顶为主，痛如针刺，固定不移，5 年前曾有头部外伤史。舌质紫暗，舌上有瘀点，苔薄，脉细涩。

179. 其病位在
   A. 太阴经
   B. 少阴经
   C. 厥阴经
   D. 太阳经
   E. 阳明经

180. 有关致病因素，下列描述正确的是
   A. 外感寒邪
   B. 外感风邪
   C. 内伤情志
   D. 淤血
   E. 痰饮

181. 该患者，发作时间应多在
   A. 早晨
   B. 中午
   C. 夜间
   D. 午后
   E. 黎明前

(182～186 题共用题干)

患者段某，女，43 岁。全身关节疼痛 5 年，加重 2 个月。晨起关节僵硬，以膝关节、肘关节为重，伴胸闷，头身肢体困重。舌淡苔腻，脉濡细。

182. 该患者最可能感受的邪气是
   A. 风邪
   B. 寒邪
   C. 暑邪
   D. 湿邪
   E. 燥邪

183. 患者出现胸闷的原因是
    A. 风为阳邪，易袭阳位　　　B. 寒为阴邪，易伤阳气　　　C. 寒性收引
    D. 湿为阴邪，易阻气机　　　E. 燥易伤肺

184. 对于患者出现"头身肢体困重"，最合理的解释是
    A. 风为阳邪，易袭阳位　　　B. 寒性收引　　　　　　　　C. 湿性重浊
    D. 湿为阴邪，易阻气机　　　E. 燥性干涩，易伤津液

185. 若患者出现带下量多，其原因主要是
    A. 风为百病之长　　　　　　B. 暑多挟湿　　　　　　　　C. 寒性凝滞
    D. 燥邪易伤津液　　　　　　E. 湿性趋下，易袭阴位

186. 若出现脘腹痞闷，恶心呕吐的症状，则病位在
    A. 肝　　　　　　　　　　　B. 心　　　　　　　　　　　C. 脾
    D. 胃　　　　　　　　　　　E. 肺

（187～190题共用题干）

患者孙某，女，39岁。自诉2年前出现畏寒肢冷，腹泻便溏，伴面色苍白，神疲乏力，倦怠嗜卧，小便清长，近日查体发现子宫脱垂。舌淡胖，脉沉迟。

187. 对于其病机描述正确的是
    A. 阴偏盛　　　　　　　　　B. 阴偏衰　　　　　　　　　C. 阳偏盛
    D. 阳偏衰　　　　　　　　　E. 阴阳两虚

188. 其证型诊断为
    A. 实寒证　　　　　　　　　B. 虚寒证　　　　　　　　　C. 实热证
    D. 虚热证　　　　　　　　　E. 阴阳两虚证

189. 对于患者出现子宫脱垂，合理的解释是
    A. 气虚失于固摄　　　　　　B. 血虚失于濡养　　　　　　C. 气血两虚，胞宫失养
    D. 阴虚火旺，固摄失职　　　E. 阳虚不能温煦胞宫

190. 若患者出现腰膝酸软，耳鸣耳聋的症状，则病位在
    A. 肝　　　　　　　　　　　B. 心　　　　　　　　　　　C. 脾
    D. 肺　　　　　　　　　　　E. 肾

（191～195题共用题干）

吴女士，女，49岁。街道居民。自1997年夏季受热出现发热、尿频、尿急、排尿疼痛，治愈后每逢劳累、受热时，易反复出现膀胱刺激症状。去年4月又出现尿频、尿急、排尿不尽迁延至今。曾用中药、抗生素及丙睾治疗，病情未能控制。

191. 本病病位在
    A. 胆　　　　　　　　　　　B. 胃　　　　　　　　　　　C. 小肠
    D. 大肠　　　　　　　　　　E. 膀胱

192. 本病的病因是
    A. 大肠传化糟粕功能失调所致
    B. 胃主降逆功能失调所致
    C. 小肠主受盛和化物功能失调所致
    D. 膀胱排尿功能失调所致

　　　　E. 胆排泄胆汁功能失调所致

193. 本病应诊断为

　　　A. 淋证　　　　　　　　B. 腰痛　　　　　　　　C. 流产

　　　D. 阴痒　　　　　　　　E. 黄疸

194. 本病的病因主要是

　　　A. 饮食不洁　　　　　　B. 禀赋不足　　　　　　C. 情志失调

　　　D. 劳伤久病　　　　　　E. 外感湿热

195. 宜用的治法是

　　　A. 补脾益肾　　　　　　B. 理气疏导　　　　　　C. 清利湿热

　　　D. 消食导滞　　　　　　E. 补益气血

（196～200 题共用题干）

　　蒋某，女，13 岁。月经淋漓不止一年余而致头晕，心悸，失眠，多梦。近一月来自感神疲乏力，气短懒言，食欲不振，动则汗出，现面白无华，爪甲苍白，毛发干枯，舌淡而润，脉弱。

196. 月经淋漓不止一年余可致

　　　A. 气津两伤　　　　　　B. 血虚　　　　　　　　C. 气虚

　　　D. 津伤　　　　　　　　E. 气血两虚

197. 下列功能失调所致本病中"心悸，失眠，多梦"症状的是

　　　A. 血虚　　　　　　　　B. 元气虚　　　　　　　C. 宗气虚

　　　D. 卫气虚　　　　　　　E. 营气虚

198. "面白无华，爪甲苍白，毛发干枯"的症状是由

　　　A. 血虚不能濡养所致　　B. 血虚不能养神所致　　C. 宗气不能行气血所致

　　　D. 气虚不能温煦所致　　E. 气虚不能统摄所致

199. 本病中"神疲乏力，气短懒言，食欲不振"的症状是由

　　　A. 血虚不能濡养所致　　B. 血虚不能养神所致　　C. 气虚无力推动所致

　　　D. 气虚不能温煦所致　　E. 气虚不能统摄所致

200. 本病中"动则汗出"的症状是由

　　　A. 血虚不能濡养所致　　B. 血虚不能养神所致　　C. 气虚无力推动所致

　　　D. 气虚不能温煦所致　　E. 气虚不能固摄所致

二、名词解释

1. 阴阳

2. 五行

3. 金元四大家

4. 温病四大家

5. 同病异治

6. 五行制化

7. 相乘

8. 相侮

9. 脏象

10. 心主血脉

11. 肺朝百脉

12. 通调水道

13. 脾主运化

14. 脾主统血

15. 肝主疏泄

16. 肝藏血

17. 天癸

18. 肾不纳气

19. 泌别清浊

20. 腐熟

21. 六腑

22. 气机

23. 宗气

24. 津液

25. 营气

26. 气化

27. 经络

28. 审证求因

29. 六淫

30. 疠气

31. 内伤七情

32. 痰饮

33. 瘀血

34. 病机

35. 正气

36. 阴阳亡失

三、填空题

1. 阴阳是宇宙中相互 _____ 的事物或现象对立双方属性的概括。

2. 阴阳之中可以再分阴阳说明阴阳属性的 _____ 性。

3. 阴阳每一方都以 _____ 作为自己存在的前提和条件。

4. "孤阴不生，独阳不长"是指阴阳的 _____ 的关系遭到破坏。

5. 阴阳转化的条件是 _____ 。

6. 五行是指木、火、土、金、水五种物质及其 _____ 。

7. 五行相生关系又称" _____ "。

8. 五行相克关系又称" _____ "。

9. 五行之间发生相乘的原因，有" _____ "和" _____ "两个方面。

10. 滋水涵木法是根据五行 _____ 规律确定的治法。

11. 五脏的共同生理功能是 _____ ；六腑共同的生理功能是 _____ 。

12. 脏腑按其功能特点分为 _____ 、 _____ 和 _____ 三类。

13. 心的主要生理功能有二：一是 _____ ，二是 _____ 。

14. 血液的正常循环以 _____ 、 _____ 、 _____ 为必备的三个条件。

15. 广义之神是指 _____ ，狭义之神是指 _____ 。

16. 肺主气包括主 _____ 和 _____ 。

17. _____ 是对肺生理功能的高度概括。

18. 肺的通调水道功能，是通过肺气的 _____ 和 _____ 完成的。

19. 脾主运化的功能包括 _____ 和 _____ 两方面。

20. 因脾主运化，为 _____ 生化之源，故又称脾为 _____ 之本。

21. 脾的升清作用，主要体现在二个方面：一是 _____ ，一是 _____ 。

22. 脾统血的主要机理，实际上是 _____ 作用。

23. 肝的疏泄功能，反映了肝脏 _____ 的生理特点。

24. 肝气疏泄，促进消化，主要是通过 _____ 和 _____ 而实现的。

25. 肾所藏之精，主要有二个来源，一是 _____ ，一是 _____ 。

26. _____ 为全身诸阴之本， _____ 为全身诸阳之本。

27. 肾为 _____ 之本，脾为 _____ 之本。

28. 爪为 _____ 余，齿为 _____ 余，发为 _____ 余。

29. 五脏与五官的关系是：心开窍于 _____ ，肺开窍于 _____ ，肝开窍于 _____ ，脾开窍于_____，肾开窍于_____。

30. 五脏与五神的关系是：心藏_____，肝藏_____，脾藏_____，肺藏_____，肾藏_____。

31. 六腑与五脏有一定的区别，从解剖结构来说六腑是_____，从功能来说它们有_____的作用。

32. 胆汁生成后泄于_____，参与饮食物的_____，所以胆汁是_____运化功能正常进行的重要条件。

33. 饮食物经口、食管，受纳于胃，所以称胃为_____、_____。

34. 三焦作为六腑之一的主要功能是_____，_____。

35. 在部位之三焦中，上焦包括_____，中焦包括_____，下焦包括_____。

36. 元气又称_____，是指来源于_____的，对人体来说最基本、最重要的气，是人体生命活动的_____。

37. 从性状方面来说，津质地_____，流动性_____，而液质地_____，流动性_____。从功能来说，津起到_____作用，而液主要起到_____作用。

38. 气能_____血，气能_____血，气能_____血；血能_____气，血能_____气。

39. 宗气可助肺司_____，可贯心脉行_____。

40. 气的功能概括起来有_____。

41. 脾_____，肺_____，肾_____的功能与津液的输布和排泄有关。

42. 气的固摄作用主要表现为：可约束_____循经而行；固摄_____，防止丢失；固摄_____，防止妄泄。

43. 营气通过_____与_____循行全身，灌注五脏六腑。

44. 血与津液均来源于脾胃化生的_____，血行于_____，渗于_____便转化为津液，脉外的津液也可渗入脉中，成为血液的组成部分，故有_____之说。

45. 元气发源于_____，通过_____输布全身，内至_____，外达_____，无处不到，发挥其重要的生理功能。

46. 经络系统由_____和_____组成。

47. 十二经脉在体表左右对称地分布于头面、躯干和四肢，纵贯全身。阴经分布于_____和_____，上肢内侧是_____，下肢内侧是_____。

48. 十二经脉的循行走向与人体的气血运行方向是一致的，即《灵枢·逆顺肥瘦》所说的："手之三阴，从脏走手；手之三阳，_____；足之三阳，从头走足；足之三阴，_____"。

49. 外寒是指外感寒邪而言，寒邪伤于肌表者，称为"_____"；寒邪直中脏腑者，称为"中寒"。

50. 湿性黏滞，主要表现在两方面：一是症状的黏滞性。二是_____。

51. 六淫邪气中，_____邪易挟湿；_____邪易致肿疡。

52. 七情过激，可直接影响相应内脏，使脏腑气血失调，气机逆乱，产生各种病理变化，如"大怒伤_____"、"暴喜伤_____"、"思虑伤_____"、"忧悲伤_____"、"惊恐伤_____"。

53. 过劳是指过度劳累，包括_____ 过度、_____ 过度和房劳过度三个方面。

54. 淤血所致的疼痛多为_____ 痛。

四、简答题

1. 阴阳学说包括哪些内容？

2. 五行学说包括哪些内容？

3. 五行相生相克的顺序是什么？

4. 相乘和相侮有哪些区别和联系？

5. 人体的脏腑可分为哪几类？各自的生理特点如何？

6. 为什么说"心为五脏六腑之大主"？

7. 简述肺主宣发的生理作用。

8. 简述脾运化水谷的过程。

9. 脾的升清作用体现在哪几方面？

10. 肝主疏泄是如何促进脾胃消化的？

11. 肝主疏泄的功能主要表现在哪些方面？

12. 简述肾精与人体生长发育的密切关系？

13. 气的固摄作用具体表现在哪些方面？

14. 宗气不足时会出现哪些病理现象？

15. 营气的生理功能有哪些？

16. 卫气不足会出现哪些病理现象？

17. 什么是气机失调？气机失调的表现有哪些？

18. 六腑共同的生理特点是什么？

19. 十二经脉的走向、交接规律如何？

20. 为什么说督脉为"阳脉之海"，任脉为"阴脉之海"？

21. 六淫与六气二者有何区别？

22. 什么是七情，其致病特点有哪些？

23. 简述暑邪的致病特点。

24. 什么是痰饮，痰饮是如何形成的，其病证特点是什么？

25. 虚和实的病机和临床表现分别是什么？

26. 简述亡阴与亡阳的区别。

五、论述题

1. 哪两种情况下可发生相乘？试举例说明。

2. 如何理解脾为后天之本、气血生化之源。

3. 何谓肾主藏精？肾藏精气有哪两个主要来源？两者的关系如何？

4. 请论述"利小便即所以实大便"。

5. 试论气与血的关系。

6. 试述经络的生理功能及临床应用。

7. 如何理解阴阳失调的基本概念？其病理变化主要表现在哪几方面？

【参考答案】

一、选择题

1. E	2. C	3. D	4. E	5. E	6. C	7. A	8. C
9. B	10. D	11. B	12. E	13. B	14. B	15. A	16. D
17. E	18. C	19. C	20. B	21. A	22. A	23. E	24. D
25. C	26. B	27. D	28. B	29. C	30. A	31. E	32. E
33. E	34. A	35. E	36. B	37. B	38. C	39. C	40. A
41. C	42. D	43. B	44. C	45. C	46. D	47. A	48. E
49. D	50. D	51. D	52. B	53. E	54. E	55. C	56. A
57. C	58. B	59. A	60. C	61. E	62. E	63. B	64. A
65. A	66. B	67. A	68. E	69. D	70. E	71. C	72. B
73. C	74. D	75. E	76. A	77. A	78. C	79. D	80. B
81. D	82. E	83. A	84. E	85. E	86. E	87. A	88. B
89. E	90. E	91. A	92. B	93. E	94. E	95. C	96. E
97. A	98. B	99. D	100. A	101. C	102. A	103. B	104. B
105. B	106. D	107. B	108. D	109. E	110. D	111. C	112. C
113. B	114. C	115. C	116. B	117. D	118. B	119. E	120. A
121. C	122. D	123. E	124. D	125. A	126. D	127. D	128. B
129. A	130. B	131. D	132. A	133. A	134. E	135. E	136. B
137. D	138. D	139. D	140. D	141. D	142. D	143. B	144. B
145. C	146. B	147. C	148. B	149. E	150. A	151. A	152. C
153. E	154. B	155. B	156. D	157. D	158. E	159. B	160. C
161. D	162. B	163. D	164. E	165. B	166. A	167. C	168. A
169. D	170. C	171. B	172. E	173. A	174. E	175. C	176. C
177. B	178. B	179. B	180. C	181. C	182. D	183. D	184. C
185. E	186. B	187. D	188. B	189. A	190. E	191. E	192. D
193. A	194. E	195. C	196. B	197. A	198. A	199. C	200. E

二、名词解释

1. 阴阳：宇宙中相互关联的事物或现象对立双方属性的概括，含有对立统一的概念。

2. 五行：木、火、土、金、水五种物质及其运动变化。

3. 金元四大家：刘完素，张子和，李东垣，朱丹溪。

4. 温病四大家：叶天士，薛生白，吴鞠通，王孟英。

5. 同病异治：同一个疾病由于证候不同，其治疗护理原则和方法也就不同。

6. 五行制化：五行之间生中有克，克中有生，相互生化，相互制约的关系，称之为"制化"。

7. 相乘：五行相克太过，超过了正常的制约程度，使事物之间失去了正常的协调关系。

8. 相侮：五行之间的克制次序遭到破坏，出现逆向克制的异常现象，又称"反克"。

9. 脏象：藏于人体内的脏腑所表现于外的生理和病理现象。

10. 心主血脉：心气推动和调控血液在脉管中运行，流注全身，以发挥营养和滋润的作用，它包括主血和主脉两个方面。

11. 肺朝百脉：全身的血液都通过经脉会聚于肺，经肺的呼吸，进行体内外清浊之气的交换，然后再通过肺气的宣降作用，将富含清气的血液通过经脉输送到全身。

12. 通调水道：又称肺主水，是指肺可以疏通和调节水液运行的通道，从而推动水液的输布和排泄。

13. 脾主运化：脾具有把饮食水谷转化为水谷精微和津液，并将水谷精微和津液吸收、转输到全身的生理功能，包括运化水谷和运化水液两方面。

14. 脾主统血：脾气有统摄和控制血液在脉内正常运行，防止其逸出脉外的功能。

15. 肝主疏泄：疏，即疏通；泄，即发泄、升发。肝主疏泄，是指肝具有维持全身气机疏通畅达，通而不滞，散而不郁的作用。

16. 肝藏血：肝具有贮藏血液、调节血量及防止出血的功能。

17. 天癸：人体发育到青春时期，随着肾中精气的充盈，在体内产生一种能够促进生殖器官发育成熟并维持人体生殖功能的精微物质。

18. 肾不纳气：肾气虚衰，摄纳无权，气浮于上，从而出现呼吸表浅、呼多吸少、动则气喘等症的病理变化。

19. 泌别清浊：泌，即分泌；别，即分别；清，指水谷精微；浊，指食物残渣。泌别清浊，就是指小肠把消化后的食物，分为水谷精微和食物残渣，水谷精微吸收，食物残渣则输送到大肠。

20. 腐熟：腐熟，是指饮食物在胃中的初步消化。

21. 六腑：六腑是小肠、胆、胃、大肠、膀胱、三焦的总称。

22. 气机：指气的运动。

23. 宗气：聚于胸中，由脾胃化生的水谷精气与肺吸入的清气结合而成的气。

24. 津液：人体内一切正常水液的总称。

25. 营气：运行于脉中，对人体具有营养作用之气。营气行于脉中，化生为血液，与血不可分离，故常称为营血，因其运行于脉中，故又称营阴。

26. 气化：通过气的运动而产生的各种变化。

27. 经络：经，有路径之意。络，有网络之意。经络是运行气血，联络脏腑形体官窍，沟通上下内外，感应传导信息，调节人体功能的一种特殊的通路系统，是人体结构的重要组成部分。

28. 审证求因：中医认识病因，主要根据疾病反映出来的临床表现，通过分析疾病的症状、体征来推求病因，从而为临床治疗和用药提供依据，这种方法称为"辨证求因"，或称"审证求因"。

29. 六淫：即风、寒、暑、湿、燥、火六种外感病邪的统称。

30. 疠气：即疫疠之气，是一类具有强烈传染性的外感邪气。

31. 内伤七情：怒、喜、思、忧、悲、恐、惊七种情志变化成为致病因素时，称为"内伤七情"。

32. 痰饮：痰和饮，是机体水液代谢障碍所形成的病理产物。一般以质地稠厚者称为痰，质地清稀者称为饮，合称痰饮。

33. 瘀血：指体内有血液停滞。凡血液运行不畅，或局部血液停滞，以及积存于体内没有消散的离经之血，都称之为瘀血。瘀血既是疾病过程中形成的病理产物，又是某些疾病的致病因素。

34. 病机：疾病发生、发展与变化的机理。

35. 正气：人体的机能活动及其抗病能力。

36. 阴阳亡失：机体的阴液或阳气因大量消耗而亡失，是生命垂危的一种病理状态。包括亡阳和亡阴两类。

三、填空题

1. 关联

2. 相对

3. 对方的存在

4. 互根互用

5. "重"或"极"

6. 运动变化

7. 母子关系

8. 所胜、所不胜

9. 太过 不及

10. 相生

11. 藏精气 传化物

12. 五脏 六腑 奇恒之府

13. 主血脉 藏神

14. 心气充沛 脉管通畅 血液充盈

15. 人体生命活动的外在表现 精神意识思维活动

16. 主呼吸之气 主一身之气

17. 肺主治节

18. 宣发 肃降

19. 运化水谷 运化水液

20. 气血 后天

21. 将水谷精微上输心肺 维持内脏位置的恒定

22. 气的固摄

23. 主升、主动、主散

24. 协调脾胃气机升降 促进胆汁的分泌和排泄

25. 先天之精 后天之精

26. 肾阴 肾阳

27. 先天 后天

28. 筋 骨 血

29. 舌 鼻 目 口 耳及二阴

30. 神 魂 意 魄 志

31. 中空的器官　传化饮食物
32. 小肠　消化　脾胃
33. "水谷之海""太仓"
34. 通行元气　运行水液
35. 心、肺以及头面部　脾、胃、肝、胆　肾、小肠、大肠、膀胱、女子胞
36. "原气"　肾　原动力
37. 清稀　大　黏稠　小　滋润　濡养
38. 生　行　摄　载　养
39. 呼吸　气血
40. 推动、温煦、固摄、防御、气化
41. 主运化水液　主宣发肃降，通调水道　主水
42. 血液　体液　精液
43. 十二经脉　任督二脉
44. 水谷精微　脉中　脉外　"津血同源"
45. 肾　三焦　脏腑　肌表
46. 经脉　络脉
47. 四肢内侧　胸腹部　手三阴经　足三阴经
48. 从手走头　从足走腹
49. 伤寒
50. 病程的缠绵性
51. 暑　火
52. 肝　心　脾　肺　肾
53. 劳力　劳神
54. 刺

四、简答题

1. 答：包括阴阳对立制约，阴阳互根互用，阴阳消长平衡，阴阳相互转化。

2. 答：包括五行的特性，事物属性的五行归类，五行的相生、相克和制化，五行的相乘、相侮。

3. 答：五行相生的次序是：木生火，火生土，土生金，金生水，水生木。五行相克的次序是：木克土，土克水，水克火，火克金，金克木。

4. 答：五行之间的相乘和相侮，均为五行之间生克制化关系遭到破坏后出现的异常克制现象，两者既有区别又有联系。其主要区别是：相乘是按五行之间相克的次序出现的，相侮则是逆着五行相克的次序出现的。两者之间的联系是：在发生相乘时，也同时可以发生相侮；在发生相侮时，也可以同时发生相乘。

5. 答：人体的脏腑按其功能特点可分为脏、腑、奇恒之府三类。五脏的生理特点是"藏而不泻"、"满而不能实"；六腑的生理特点是"泻而不藏"、"实而不能满"；奇恒之府形态似腑，功能类脏。

6. 答：首先，心主宰全身的生命活动，各脏腑的功能活动必须在心神的主宰和协调下，分工合作，才能共同完成整体生命活动；其次，神又分为神、魄、魂、意、志五个方

面，分藏于五脏，但总属于心。

7. 答：肺气的宣发生理作用，主要体现在三个方面：一是呼出体内浊气；二是输布精微和津液；三是宣发卫气。

8. 答：运化水谷，是指脾具有促进饮食物的消化和吸收，并转输其精微的功能。脾的运化水谷的过程可分为两个方面：其一，通过脾气的气化和脾阳的温煦作用，将饮食物化为水谷精微和糟粕两部分，这一过程称之为"化"；其二是脾将水谷精微吸收并转输至全身，这一过程称之为"运"。

9. 答：脾主升清的作用，主要体现在两个方面：一是脾气上升，将其运化和吸收的水谷精微，向上输送至心、肺、头、目，以营养全身；二是升举内脏。脾之升发，可维持内脏位置的相对恒定，以防止其下垂。

10. 答：肝主疏泄对脾胃消化吸收功能的促进作用，主要体现在两个方面。①协调脾胃的气机升降。脾主运化，其气主升；胃主受纳，其气主降。脾升胃降协调平衡，才能保证饮食物的消化吸收正常进行。而肝的疏泄功能可使全身气机疏通畅达，从而促进了脾胃气机的升降协调平衡，保证了消化吸收功能的正常完成。②分泌排泄胆汁。胆汁来源于肝，由肝之余气所化生，在肝的疏泄作用下泄注于小肠，促进脾胃的消化吸收功能。所以胆汁的分泌与排泄，都与肝的疏泄功能有关。

11. 答：肝主疏泄的功能主要表现在：①调理气机。②调畅情志。③促进消化吸收。④促进血液的运行。⑤调节水液代谢。⑥调节生殖功能。

12. 答：人体生、长、壮、老、已的自然规律，都取决于肾中精气的盛衰。人从幼年开始，随着肾中精气的逐渐充盛，开始出现齿更发长的变化；到了青壮年时期，肾精进一步充盛，则真牙生，形体壮实，筋骨强健，精力充沛；待到老年，肾中精气逐渐衰少，表现出发脱齿落，面容憔悴，形体衰老等变化。由此可见，肾精是人体生长发育的根本。

13. 答：气的固摄作用是指气有固摄体内液态物质防止其无故流失的作用。具体表现在：①约束血液：约束血液循经而行，不溢于脉外。②固摄体液：固摄汗液、尿液、唾液、肠液等体液，控制其分泌量和排泄量，防止丢失。③固摄精液：固摄精液防止妄泄。

14. 答：宗气一可助肺司呼吸。因此呼吸的强弱、声音的高低与宗气的盛衰密切相关。宗气充足，呼吸有力，声音洪亮，宗气不足，则可见到呼吸微弱，语音低微等现象。二可助心行血。因此气血的运行也与宗气的盛衰关系密切，宗气不足则虚里及脉搏搏动虚弱，且助心行血之力也弱，会出现气血运行迟缓，甚至瘀滞的现象。

15. 答：营气是指运行于脉中，对人体具有营养作用之气。营气行于脉中，化生为血液，与血不可分离，故常称为营血，因其运行于脉中，故又称营阴。

其功能是一可化生血液，营气从脾胃产生复注于脉中，与血可分而不可离，成为血液不可分割的一部分。二可营养周身，营气可流注全身，为全身组织器官提供营养物质，保证脏腑经络功能的正常进行。

16. 答：卫气的功能一可温养肌肤，二可调节汗孔开合，三与皮肤构成了抵御外邪的一道屏障。故卫气不足时温养肌表能力不足，汗孔开合失控、抵抗外邪的能力下降，就可出现怕冷、汗出、容易感冒等病理表现。

17. 答：当气的运动失去了平衡协调，人的生命活动就表现为病理状态，称为"气机失调"。气的运动形式是多种多样的，所以"气机失调"的表现形式也是复杂多样的，主要表现为：气的运动受阻称"气机不畅"；气的运动在某些局部发生淤滞不通称"气滞"；气的上升太过称"气逆"；气的下降不及称"不降"；气的上升不及或下降太过称"气陷"；气的外出太过称"气脱"；气结聚于内称"气结"，严重者为"气闭"。

18. 答：六腑以传化饮食物和水液为主要功能。正如《素问·五脏别论》所说："六腑者，传化物而不藏，故实而不能满也。"所以六腑以"泻而不藏"为其功能特点，既要及时排空内容物，又要不停地将内容物向下传递，所以六腑都是以通为用，以降为顺。如果六腑做不到"泻而不藏"，就会引起水谷和糟粕停滞或积聚，因此六腑之病多实证。

19. 答：走向与交接规律是：手三阴经，从胸走手，交手三阳经；手三阳经，从手走头，交足三阳经；足三阳经，从头走足，交足三阴经；足三阴经，从足走腹（胸），交手三阴经。相为表里的阴经与阳经在四肢末端交接；同名的手足阳经在头面部交接；手足阴经在胸部交接，构成一个"阴阳相贯，如环无端"的循行径路。

20. 答：督脉有总督一身阳经的作用。十二经脉中的手、足三阳经均会于督脉，故称为"阳脉之海"。任脉有总任一身阴经的作用，故称"阴脉之海"。任，还有妊养的意思，其脉起于胞中，在女子具有妊养胎儿的作用，故又有"任主胞胎"之说。

21. 答：六淫是风、寒、暑、湿、燥、火六种外感病邪的统称，常因气候变化异常或机体适应力下降，而成为致病因素。六气是指风、寒、暑、湿、燥、火六种正常的自然界气候变化，所以正常的六气不易于使人致病。六气和六淫都是指自然界的六种气候现象，只要不使人得病，即使狂风暴雨，严寒酷暑，也应称之为六气；反之，即使微风细雨，气候变化正常，但因有人适应能力低下而得病，这时，对患病机体来说也应称之为六淫。可见，六气与六淫是既有联系又有区别的。

22. 答：七情，即怒、喜、思、忧、悲、恐、惊七种情志变化。

七情的致病特点是：①直接伤及内脏 七情过激，可直接影响相应内脏，使脏腑气血失调，气机逆乱，产生各种病理变化，如"大怒伤肝"、"暴喜伤心"、"思虑伤脾"、"忧悲伤肺"、"惊恐伤肾"。②影响脏腑气机 七情致病，使脏腑气机升降失常，气血功能紊乱。不同的情志变化，其气机逆乱的表现也不尽相同，如《素问·举痛论》中说："怒则气上、喜则气缓、悲则气消、恐则气下、惊则气乱、思则气结。"

23. 答：暑邪的致病特点为：①暑为阳邪，其性炎热。②暑性升散，易伤津耗气。③暑多挟湿。

24. 答：痰和饮，是机体水液代谢障碍所形成的病理产物。一般以质地稠厚者称为痰，质地清稀者称为饮，合称痰饮。痰饮的形成，多由外感六淫，或饮食、七情所伤，使肺、脾、肾三脏功能失调，水液代谢障碍，以致水液停滞而成。痰饮形成后，饮多积留于肠胃、胸胁及肌肤，而痰则随气机升降流行，内而脏腑，外至筋肉皮骨，形成多种病证。

25. 答：虚的病机，主要是由于正气不足，机体的脏腑、经络等组织器官及其生理功能减弱，抗御病邪的能力低下，因而邪正之间剧烈抗争的现象不明显，而导致一系列正气虚衰的病理变化。临床多见神疲乏力、倦怠嗜卧、面容憔悴、心悸气短、自汗、盗汗、二便失禁，或五心烦热，或畏寒肢冷，脉虚无力等证。实的病机，主要是由于邪气亢盛，正气尚未虚衰，邪正之间剧烈抗争而导致的一系列病理变化。临床多见壮热、狂躁、腹痛拒按、声高气粗、二便不通、脉实有力等证。

26. 答：亡阳是指机体的阳气发生突然脱失，导致全身机能突然严重衰竭的一种病理状态。临床多见大汗淋漓，汗稀而凉，肌肤手足逆冷，精神疲惫，神清淡漠，甚则昏迷，脉微欲绝等阳气欲脱之象。而亡阴是指机体的阴液发生突然的大量消耗或丢失，而致全身机能严重衰竭的一种病理状态。临床多见汗出不止，汗热而黏，手足温，身体干瘪，喘渴烦躁，甚则昏迷谵妄，脉细数疾无力，或洪大按之无力，舌光绛无苔等。

五、论述题

1. 答：五行之间发生相乘的原因，有"太过"和"不及"两个方面。

太过所致的相乘，是指五行中某一行过于亢盛，对其所胜一行进行超过正常限度的克制，引起其所胜一行的虚弱，从而导致五行之间生克制化的异常。例如以木克土为例，正常情况下，木克土，如木气过于亢盛，对土克制太过，土本无不足，但亦难以承受木的过度克制，导致土的不足。这种相乘现象，称为"木乘土"。

不及所致的相乘，是指五行中某一行过于虚弱，难以抵御其所不胜一行的正常限度的克制，使其本身更显虚弱。仍以木克土为例，正常情况下，木能克制土，若土过于不足，木虽然处于正常水平，土仍然难以承受木的克制，因而导致木克土的力量相对增强，使土更显不足。这种相乘现象，称为"土虚木乘"。

2. 答：脾主运化水谷，具有把饮食物转化为水谷精微，并将水谷精微吸收、转输到全身的功能。饮食的消化虽在胃和小肠内进行，但必须依赖脾的运化功能，才能把水谷化为精微，并赖脾的转输和散精作用，才能把精微布散到周身。由此可见，饮食物在体内的消化、吸收，水谷精微的转输，都是由脾的运化功能来完成的。而水谷精微又是人体出生后生长、发育和维持生命活动所必需的营养物质的主要来源，是生成气血的主要物质基础。脾运化水谷的功能正常，机体的消化机能才能健全，才能为化生精、气、血、津液提供足够的物质原料，才能使全身脏腑组织器官得到充分的营养，以维持其正常的生理活动。所以说脾胃为"后天之本"，"气血生化之源"。

3. 答：肾主藏精，是指肾对体内精气有闭藏、贮存的生理功能。肾中所藏之精，按其来源而言，可分为"先天之精"和"后天之精"两类。先天之精来源于父母的生殖之精，后天之精来源于脾胃运化的水谷精微，二者的来源虽然不同，却同藏于肾，相互资助，相互为用。先天之精赖后天之精不断培育和充养，才能日渐充盈，以充分发挥其生理效应；后天之精又赖先天之精的活力资助，即有赖于肾气及肾阴肾阳对脾气及脾阴脾阳的推动和资助，方能不断地摄入和化生。即所谓"先天生后天，后天养先天"，二者相辅相成，在肾中密切结合而形成肾中精气。

4. 答：小肠有泌别清浊的功能，尿液的量与之有关。如果小肠泌别清浊功能正常，则二便正常；如小肠泌别清浊功能异常，小肠主液的功能降低，水液不能被很好地吸收，从大便而下，就会出现大便变稀，而小便量减少；反之可以通过增加小便量使水液从小便而下，而起到实大便的作用。临床上"利小便即所以实大便"这一治法，就是这一原理在临床治疗中的应用。

5. 答：气为血之帅：气能生血，气能行血，气能摄血。血为气之母：血能生气，血能载气。

6. 答：经络的生理功能：①联系脏腑、沟通内外。②运行气血、营养全身。③抗御病邪、保卫机体。④感应刺激、传导信息。⑤调节机能、平衡阴阳。经络学说的应用：①阐释病理变化。②指导疾病的诊断。③指导疾病的治疗（护理）。

7. 答：阴阳失调是指机体在疾病的发生发展过程中，由于各种致病因素的影响，导致机体的阴阳消长失去相对的平衡协调，从而形成阴或阳偏胜、偏衰、互损、格拒、亡失的病理变化。主要表现为阴阳偏盛、阴阳偏衰、阴阳互损、阴阳格拒、阴阳转化、阴阳亡失等几方面。

（1）阴阳偏盛：是指"邪气盛则实"的实证。

（2）阴阳偏衰：是指"精气夺则虚"的虚证。

（3）阴阳互损：是指在阴或阳任何一方虚损的前提下，病变发展影响到相对的一方，形成阴阳两虚的病理变化。

（4）阴阳格拒：是阴阳失调中比较特殊的一类病机，主要包括阴盛格阳和阳盛格阴两方面。主要是由于某些原因引起阴或阳的一方盛极，而壅盛于内，将另一方排斥格拒于外，迫使阴阳之间不相维系，从而形成真寒假热或真热假寒等复杂的临床征象。

（5）阴阳转化：包括由阳转阴和由阴转阳。

（6）阴阳亡失：是机体的阴液或阳气因大量消耗而亡失，是生命垂危的一种病理状态。包括亡阳和亡阴两类。亡阴之后可迅速导致亡阳，亡阳也可继而出现亡阴，最终导致"阴阳离决，精气乃绝"，生命亦告终结。

（温茂兴　陈建章　王艳锋　王彩霞）

第二章 诊法与辨证

【重点提示】

1. 重点概念

潮热：患者定时发热或定时热甚，有一定规律，像潮汐一样发有定时。

自汗：患者日间汗出，活动后更甚，属气虚。因气虚不能固密肌表，玄府不密，津液外泄所致。

盗汗：患者睡时汗出，醒则汗止，属阴虚。因阴虚化燥生热，入睡卫阳入里，不能固密肌表，虚热蒸津外泄所致。

2. 失神

神昏谵语，循衣摸床，撮空理线；或卒倒神昏，两手紧握，牙关紧闭。属精气失调，功能严重障碍，多见于急性重病实证，预后不良。或两目晦暗，目光无神，面色晦暗无华，精神萎靡，意识模糊，骨枯肉脱，形体羸瘦，反应迟钝，手撒尿遗。是精气大伤，功能衰减的表现，多见于慢性久病虚证，预后不良。

3. 假神

久病之人，突然精神转佳，目光转亮，言语不休，想见亲人；或病至语声低微断续，忽而清亮起来；或原来面色晦暗，突然面红如妆；或原来毫无食欲，突然食欲大增。古人喻为"残灯复明"，"回光反照"。由于精气衰竭已极，阴不敛阳，致虚阳外越，表现为一时"好转"的假象。

4. 病理性五色主病

青色主寒证，痛证，瘀血和惊风。赤色主热证，赤甚属实热，微赤为虚热。黄色主虚证，湿证。白色主虚证，寒证，脱血夺气。黑色主肾虚，寒证，痛证，水饮和瘀血。

5. 萎黄、黄胖和黄疸鉴别

面色淡黄，枯槁无光，称"萎黄"。是脾胃气虚，气血不足的表现。面黄虚浮，称"黄胖"，是脾气虚弱，湿邪内阻所致。若面目一身俱黄，为"黄疸"。由于病因不同，黄疸有"阴黄"．"阳黄"之分，黄而鲜明如橘子色者，属"阳黄"，为湿热熏蒸；黄而晦暗如烟熏者，属"阴黄"，为寒湿郁阻。

6. 正常脉的表现

平脉形态是三部有脉，一息四到五至，不浮不沉，不大不小，从容和缓，柔和有力，节律一致，尺部沉取应指有力，并随生理活动和气候环境的不同而有相应的正常变化。平脉有胃，神，根三个特点：有胃即脉象不快不慢，不浮不沉，从容和缓，节律一致；有神即脉象柔和有力；有根即尺部沉取有力。

7. 虚证的分类

虚证分为气虚、血虚、阴虚、阳虚四类。气虚的特征性表现为神疲乏力，气短懒言。血虚的特征性表现为头晕肢麻，口唇指甲色淡。阴虚的特征性表现为潮热、盗汗。阳虚的特征性表现为畏寒肢冷。

【疑难解析】

1. 阳黄与阴黄的鉴别　阳黄的面色黄而鲜明，如橘皮，以湿热为主，为实证。发病急，病程较短，常伴有发热，口干苦，舌苔黄腻，脉滑数。阴黄面色黄而晦暗，病程较长，病势缓慢，以寒湿为主，或为虚证。常伴有形寒肢冷，神疲乏力，腹胀便溏，舌苔白腻，舌质淡，脉沉迟等。

2. 紫舌有寒热之分　舌质色紫，即为紫舌，主病有寒热之分。热盛伤津，气血不畅，热瘀互结，常表现为舌绛紫而干枯少津；阴寒内盛或阳虚阴盛，气血凝滞，寒瘀互阻，常表现为舌淡紫或青紫湿润。

3. 腐苔与腻苔区别　苔质颗粒疏松，粗大而厚，形如豆腐渣堆积舌面，揩之可去，称之为"腐苔"。多因阳热有余，蒸腾胃中腐浊邪气上升而成，多见于食积痰浊为患，也见于内痈和湿热口糜。苔质颗粒细腻致密，揩之不去，刮之不脱，上面罩一层油腻状黏液，称之为"腻苔"。多是湿浊内蕴，阳气被遏所致，其主病为：湿浊，痰饮，食积，湿热，顽痰等。

4. 谵语和郑声区别　谵语是神识不清，语无伦次，声高有力，多属热扰心神之实证，多见于温病邪入心包或阳明腑实证，有血热，淤血，燥屎，痰凝的不同。郑声是指神识不清，语言重复，时断时续，声音低弱，属于心气大伤，精神散乱之虚证。

5. 从寒热辨表里证　恶寒和发热同时并见是外感表证的特征性表现，当表证不再恶寒时，则表证已解或已转化为里证。即"有一分恶寒，便有一分表证"。

【方法指津】

1. 必须四诊合参　望、闻、问、切四种诊法，各有其独特作用，但又是相互联系，相互补充，不可分割的，因此，在临床运用时，必须将它们有机地结合起来，即"四诊合参"，才能全面、系统、真实地了解病情，作出正确的判断。

2. 重视实践，实事求是　本章节实践性很强，所以不但要精读书本，还要结合典型病例进行实训，把理论学习与临床实践紧密地结合起来。实践帮助理论的理解贯通，理论帮助实践能力的不断提高。

3. 整体观念贯穿辨证始终　人体是以五脏为中心的有机整体，脏腑之间，脏腑与各组织、器官之间在生理上互相联系、病理上互相影响。因此诊断疾病时要在四诊合参的基础上，广泛收集各种症状，进行综合分析，全面正确地判断病情，避免简单片面地诊断和治疗。

【测试习题】

一、选择题

1. 神在全身皆有表现，但却突出表现于
   A. 语言　　　　　　B. 动态　　　　　　C. 目光
   D. 表情　　　　　　E. 应答反应

2. 阴虚潮热的特点是
   A. 午后低热
   C. 夏季长期微热
   E. 寒热往来
   B. 身热不扬，午后热甚
   D. 热势较高，午后 3～5 点为甚

3. 形成面色黄的原因主要是

  A. 阴寒内盛   B. 肾阳不足   C. 心肺气虚

  D. 肾虚亏损   E. 脾虚湿蕴

4. 滑脉的表现为

  A. 来盛去衰   B. 厥厥动摇   C. 浮大中空

  D. 往来流利   E. 轻刀刮竹

5. 观察舌苔以辨别病位深浅的主要依据是

  A. 舌苔的厚薄   B. 舌苔是否剥脱   C. 舌苔有根无根

  D. 舌苔的颜色   E. 舌苔的润燥

6. 正常脉象是指

  A. 沉取有力   B. 和缓有力   C. 节律一致

  D. 从容不迫   E. 以上都是

7. 舌边候所查病证所属脏腑为

  A. 心肺   B. 脾胃   C. 肝胆

  D. 肾   E. 三焦

8. 舌根候所查病证所属脏腑为

  A. 脾胃   B. 心肺   C. 肝胆

  D. 肾   E. 三焦

9. 气滞头痛的特点是

  A. 刺痛   B. 绞痛   C. 掣痛

  D. 隐痛   E. 胀痛

10. 观察舌苔的有无，主要可了解

  A. 津液的存亡   B. 胃气的有无   C. 湿浊的消长

  D. 邪气的深浅   E. 正气的盛衰

11. 观察舌苔以辨别疾病寒热属性的主要依据是

  A. 舌苔的润燥   B. 舌苔的厚薄   C. 舌苔有根无根

  D. 舌苔的颜色   E. 舌苔是否剥脱

12. 舌苔白腻多主

  A. 湿热内蕴   B. 热盛伤津   C. 寒湿内困

  D. 瘟疫初起   E. 暑热偏盛

13. 舌红，苔灰黑。所主证为

  A. 热证   B. 寒证   C. 表证

  D. 虚证   E. 湿证

14. 八纲辨证**不包括**

  A. 肝郁   B. 里证   C. 表证

  D. 虚证   E. 阴证

15. 下列**不是**表证的临床特点的是

  A. 多见于外感初期   B. 病邪多从口鼻而入   C. 病程长

  D. 恶寒发热   E. 浮脉

16. 下列都是气虚证的临床表现，**除了**

    A. 气短自汗　　　　　　　B. 神疲乏力　　　　　　　C. 畏寒肢冷

    D. 舌淡脉弱　　　　　　　E. 自汗

17. 望诊时患者面色为黑色。其最**不可能**的证是

    A. 寒　　　　　　　　　　B. 痛　　　　　　　　　　C. 淤血

    D. 肾虚　　　　　　　　　E. 惊风

18. 肾不纳气的患者，咳喘的特点是

    A. 气少不足以息　　　　　B. 呼多吸少，不得连续　　C. 气息急迫，呼吸困难

    D. 呼吸急促，喉间痰鸣　　E. 呼吸微弱，短促

19. 燥邪犯肺，咳嗽的特点是

    A. 咳痰稀白　　　　　　　B. 咳痰黄稠　　　　　　　C. 痰多，但不易咳出

    D. 干咳少痰或无痰　　　　E. 痰稀易咳出

20. 心火亢盛和肝火炽盛的共同表现是

    A. 眩晕耳鸣　　　　　　　B. 狂躁谵语　　　　　　　C. 面赤口渴

    D. 胁下灼痛　　　　　　　E. 口舌生疮

21. 患儿 2 岁半，囟门仍然未闭，多属

    A. 温热上攻　　　　　　　B. 吐泻伤津　　　　　　　C. 气血衰少

    D. 肾气不足发育不良　　　E. 肾阴不足虚火上炎

22. 患者，男，31 岁。经常手足心汗出，可能相关的是

    A. 心　　　　　　　　　　B. 肺　　　　　　　　　　C. 肝

    D. 脾　　　　　　　　　　E. 肾

23. 患者热邪伤津，则唇色应表现为

    A. 深红而干　　　　　　　B. 鲜红　　　　　　　　　C. 青紫

    D. 淡白　　　　　　　　　E. 淡紫

24. 久病重病患者，本不能食而突然暴食。此患者是

    A. 即将痊愈　　　　　　　B. 假神　　　　　　　　　C. 胃气恢复

    D. 阳气来复　　　　　　　E. 脾气健运

25. 患者舌面出现乳头增生、肥大、高起如刺、摸之棘手。称为

    A. 胖大舌　　　　　　　　B. 裂纹舌　　　　　　　　C. 齿痕舌

    D. 芒刺舌　　　　　　　　E. 以上都不是

26. 患者腹泻 2 天，大便清稀水样。多属

    A. 霍乱　　　　　　　　　B. 湿热　　　　　　　　　C. 脾虚

    D. 痢疾　　　　　　　　　E. 寒湿

27. 患者咳嗽痰黄稠有块者。多属

    A. 寒痰　　　　　　　　　B. 热痰　　　　　　　　　C. 燥痰

    D. 湿痰　　　　　　　　　E. 肺痈

28. 患者咳嗽 3 天，痰白而清稀。多属

    A. 燥痰　　　　　　　　　B. 热痰　　　　　　　　　C. 寒痰

    D. 湿痰　　　　　　　　　E. 津液不足

29. 患者脉象浮滑。其为

　A. 痰火内蕴　　　　　　　B. 湿热内蕴　　　　　　　C. 风痰上扰

　D. 食滞停中　　　　　　　E. 痰热互结

30. 患者赵某，男，23岁。恶寒发热一天，伴咳嗽，头痛。此为

　A. 疟疾　　　　　　　　　B. 湿温证　　　　　　　　C. 外感表证

　D. 半表半里证　　　　　　E. 阳明证

31. 患者王某，女，49岁。日间时有汗出，活动后尤甚。此患者为

　A. 盗汗　　　　　　　　　B. 绝汗　　　　　　　　　C. 自汗

　D. 大汗　　　　　　　　　E. 战汗

32. 患者，老年女性，舌诊见舌质紫暗有瘀点、瘀斑，其证为

　A. 气滞　　　　　　　　　B. 血瘀　　　　　　　　　C. 痰凝

　D. 津亏　　　　　　　　　E. 中毒

33. 患者，男，15岁。突然昏倒，口吐涎沫，四肢抽搐，醒后如常。可见于

　A. 癫痫病　　　　　　　　B. 狂病　　　　　　　　　C. 中风

　D. 脏躁　　　　　　　　　E. 以上都是

34. 患者的脉三部举之无力，按之空虚的是

　A. 浮脉　　　　　　　　　B. 革脉　　　　　　　　　C. 芤脉

　D. 散脉　　　　　　　　　E. 虚脉

35. 患者发热，满面通红者多属于

　A. 戴阳证　　　　　　　　B. 气虚发热证　　　　　　C. 实热证

　D. 阴虚内热证　　　　　　E. 真寒假热证

36. 患者自觉发热，两颧潮红多属于

　A. 气虚证　　　　　　　　B. 血虚证　　　　　　　　C. 寒证

　D. 阴虚证　　　　　　　　E. 阳虚证

37. 患者的脉表现为浮大有力，来盛去衰，此脉是

　A. 浮脉　　　　　　　　　B. 洪脉　　　　　　　　　C. 实脉

　D. 大脉　　　　　　　　　E. 散脉

38. 望舌时发现患者苔质颗粒疏松，粗大而厚，如豆腐渣堆积舌面，揩之可去，此苔为

　A. 腐苔　　　　　　　　　B. 浊苔　　　　　　　　　C. 垢苔

　D. 滑苔　　　　　　　　　E. 腻苔

39. 患者伸舌见舌质淡白，有裂纹。此患者多为

　A. 脾肾阳虚　　　　　　　B. 血虚不润　　　　　　　C. 阴虚火旺

　D. 热盛伤津　　　　　　　E. 以上都不是

40. 患者舌质红绛，光红无苔，有裂纹。为

　A. 脾肾阳虚　　　　　　　B. 血虚不润　　　　　　　C. 阴虚火旺

　D. 热盛伤津　　　　　　　E. 以上都不是

41. 患者出现面赤身热，口渴饮冷，烦躁不宁，尿黄便干，舌红苔黄，脉数。此为

　A. 表热证　　　　　　　　B. 里实热证　　　　　　　C. 里虚热证

　D. 戴阳证　　　　　　　　E. 以上都不是

42. 患者症见胸胁饱满，咳嗽时牵引作痛。此为
    A. 痰饮　　　　　　　B. 溢饮　　　　　　　C. 支饮
    D. 悬饮　　　　　　　E. 以上都不是

43. 患者胁痛如刺，拒按，夜间加重，舌有紫斑，脉沉涩。此为
    A. 气虚证　　　　　　B. 虚寒证　　　　　　C. 痰饮证
    D. 血虚证　　　　　　E. 血瘀证

44. 患者心烦口渴，口舌生疮，小便赤涩，大便干燥，舌尖红赤，苔黄脉数。此为
    A. 热证　　　　　　　B. 寒证　　　　　　　C. 虚证
    D. 实证　　　　　　　E. 表证

45. 患者乏力，身重，舌体胖大，边有齿印。多为
    A. 心血虚　　　　　　B. 肺气虚　　　　　　C. 脾虚湿盛
    D. 肝血虚　　　　　　E. 肾阴虚

46. 患者口干，咳痰黏稠，量少难出。多见于
    A. 寒湿证　　　　　　B. 热痰证　　　　　　C. 津液不足证
    D. 阴虚证　　　　　　E. 燥痰证

47. 某患儿 8 岁，近日脘腹胀满，嗳出酸腐气，厌食大便不调，苔厚腻，脉滑。此为
    A. 气虚证　　　　　　B. 湿热证　　　　　　C. 食滞胃脘
    D. 胃火炽盛　　　　　E. 燥热证

48. 患者寒热往来，胸胁苦满，嘿嘿不欲饮食，口苦咽干，目眩，脉弦。此患者为
    A. 太阳病证　　　　　B. 少阳病证　　　　　C. 阳明病证
    D. 太阴病证　　　　　E. 厥阴病证

49. 王某，女，21 岁。发热，口渴喜饮，咳喘，咯黄痰，便结溲黄，舌红苔黄，脉滑数。此证为
    A. 表热证　　　　　　B. 表实证　　　　　　C. 里热证
    D. 里寒证　　　　　　E. 里虚证

50. 何某，男，40 岁。5 日前牙龈红肿疼痛，继而溃烂，伴有口臭，渴喜冷饮，胃中有灼热感，舌红苔黄，脉滑数。为胃火炽盛引起的牙痛。该患者的二便情况最有可能为
    A. 里急后重，下痢赤白脓血　　　　B. 大便溏泻，小便清长
    C. 大便不爽，小便涩而不畅　　　　D. 大便秘结，小便短赤
    E. 大便秘结，小便清长

51. 王某，女，26 岁。左侧偏头痛 1 年，加重 1 周，伴有头目胀痛、眩晕，头重脚轻，面红口苦，脉弦有力。为肝阳上亢型头痛。此时该患者的舌象应为
    A. 舌淡苔白　　　　　B. 舌苔灰黑　　　　　C. 舌红苔黄
    D. 舌质紫暗　　　　　E. 舌红苔黄腻

52. 赵某，女，25 岁。1 天前，因天气剧变，未能及时添加衣服而受凉，出现恶寒发热，头痛，鼻塞，流清涕，不咳嗽，伴有肢体酸痛，舌苔薄白。为风寒束表型感冒。此时该患者的脉象应为
    A. 浮紧脉　　　　　　B. 浮数脉　　　　　　C. 弦细脉
    D. 沉迟脉　　　　　　E. 滑数脉

53. 陈某，男，40 岁。结婚 5 年未育，常感手足冰冷，腰膝酸痛，疲乏无力，眩晕，夜尿频多，舌淡苔白脉沉弱。辨证为

    A. 肾阴虚   B. 肾阳虚   C. 肾气不固

    D. 脾肾阳虚   E. 肾精亏耗

54. 赵某，女，48 岁。干咳少痰，痰中带血，咽干口燥，形体消瘦，两颧红赤，夜间盗汗，手足心热，舌红苔少，脉细数。辨证为

    A. 肺气虚   B. 肺阴虚   C. 燥邪犯肺

    D. 风热犯肺   E. 热邪壅肺

55. 孙某，女，50 岁。面色淡白无华，眩晕，视物模糊，肢体麻木，爪甲不荣，舌淡，脉细。辨证为

    A. 心血虚证   B. 肝血虚证   C. 肝阴虚证

    D. 肾阴虚证   E. 肺阴虚证

56. 李某，男，58 岁。气短乏力，心悸不宁，活动加重，脉弱无力，舌苔少，苔质淡白。辨证为

    A. 心血虚   B. 心气虚   C. 肾气虚

    D. 肺气虚   E. 脾气虚

57. 周某，女，31 岁。患者腹痛，泄泻，日行七八次，肛门灼热，小便短赤，身热口渴，舌红苔黄腻，脉滑数。可拟诊为

    A. 大肠湿热证   B. 小肠实热证   C. 胃火亢盛证

    D. 肝脾不调证   E. 脾胃不和

58. 吴某，男，28 岁。尿频，尿痛，尿急，小便黄赤为主证。多见于

    A. 肾阴不足证   B. 肾气不固证   C. 肝胆湿热证

    D. 小肠实热证   E. 膀胱湿热证

59. 刘某，女，55 岁。患者神疲乏力，咳嗽无力，动则气短，声音低怯，面色㿠白，自汗畏风，易感冒，舌淡，脉虚弱。应考虑为

    A. 脾气虚证   B. 肺气虚证   C. 脾肺气虚证

    D. 肾气虚证   E. 心气虚

60. 周某，男，40 岁。发热头痛，恶寒无汗，鼻塞，咳嗽气促，肢节酸楚，苔薄脉浮紧。诊断为

    A. 热邪壅肺   B. 肺气不足   C. 风寒束肺

    D. 风热犯肺   E. 燥邪犯肺

61. 王某，女，10 岁。近日脘腹胀满，嗳气厌食，嗳出酸腐气味，大便不调，苔厚腻，脉滑。此证属

    A. 脾胃气虚   B. 食滞胃脘   C. 胃火亢盛

    D. 脾胃虚寒   E. 心肾不交

62. 齐某，男，60 岁。神倦乏力，面黄，心悸失眠，头晕健忘，腹胀便溏，舌淡嫩，脉细。此属

    A. 心肝血虚   B. 心脾两虚证   C. 心肾不交证

    D. 肝脾不调证   E. 肝阳上亢

63. 孙某，女，50岁。心烦失眠，心悸健忘，头晕耳鸣，腰膝酸软，五心烦热，梦遗早泄，舌红苔薄黄少津，脉细数。应考虑为

    A. 心肾不交   B. 心脾两虚证   C. 肝肾阴虚

    D. 肝肾阴虚证   E. 肾阴虚

（64～65题共用题干）

患者，女，42岁。一年以来出现皮肤干燥、瘙痒、脱屑，大便干燥，头晕，舌淡，脉细无力。

64. 此患者为

    A. 痰证   B. 湿证   C. 外燥证

    D. 津液亏虚   E. 热证

65. 此患者应给予的护理方法为

    A. 化痰法   B. 补阴法   C. 祛湿法

    D. 清热法   E. 解表法

（66～68题共用题干）

患者舌质红绛

66. 此患者为

    A. 热证   B. 寒证   C. 燥证

    D. 表证   E. 阴证

67. 如果舌上有红点、芒刺。此患者为

    A. 风热表证   B. 热入气分证   C. 热入营血

    D. 阴虚火旺   E. 燥邪伤肺

68. 如果舌光红无苔，有裂纹。此患者为

    A. 风热表证   B. 热入气分证   C. 燥邪伤肺

    D. 阴虚火旺   E. 热入营血

（69～72题共用题干）

患者脉象轻取即得，重按反减。

69. 此患者脉为

    A. 浮脉   B. 沉脉   C. 迟脉

    D. 数脉   E. 滑脉

70. 此患者最可能是

    A. 热证   B. 寒证   C. 阴证

    D. 表证   E. 虚证

71. 如果患者脉象除上述表现外，还有一息5至以上。此脉为

    A. 浮迟脉   B. 浮数脉   C. 沉迟脉

    D. 沉数脉   E. 弦滑脉

72. 患者脉象浮大中空，如按葱管。此患者脉为

    A. 弦脉   B. 浮脉   C. 虚脉

    D. 散脉   E. 芤脉

（73～76题共用题干）

患者面色为黄色。

73. 此患者可能为
    A. 虚证   B. 湿证   C. 黄疸
    D. 脾虚   E. 以上均可

74. 如果身目俱黄，此患者最可能为
    A. 虚证   B. 湿证   C. 黄疸
    D. 脾虚   E. 以上均可

75. 如果面色萎黄无光泽，此患者最可能为
    A. 脾气虚证   B. 寒湿证   C. 脾虚湿阻
    D. 湿热证   E. 以上均可

76. 如果面黄而虚浮，此患者最可能为
    A. 脾气虚证   B. 寒湿证   C. 脾虚湿阻
    D. 湿热证   E. 以上均可

（77～79 题共用题干）

患者出现黑苔。

77. 如果舌苔干燥，有芒刺，舌红。此为
    A. 真寒假热   B. 真热假寒   C. 虚证
    D. 热极津枯   E. 阴寒内盛

78. 如果舌苔润滑，舌淡。此为
    A. 真寒假热   B. 真热假寒   C. 虚证
    D. 热极津枯   E. 阴寒内盛

79. 若舌上有芒刺，望之干燥，渴不多饮，舌淡而嫩。此为
    A. 真寒假热   B. 真热假寒   C. 虚证
    D. 热极津枯   E. 阴寒内盛

（80～81 题共用题干）

患者尿频，尿痛，舌红，苔黄而腻，脉滑。

80. 此患者属
    A. 热结旁流   B. 脾失健运   C. 淤血所致
    D. 肾气不固   E. 膀胱湿热

81. 适用下列何种护理方法
    A. 虚者补之   B. 通因通用   C. 热因热用
    D. 塞因塞用   E. 寒者热之

（82～84 题共用题干）

王某，女，50 岁。10 天前，感冒后出现心慌气短，胸闷不舒，今日晨起左前胸刺痛，痛彻肩背而来就医。伴见面色青灰，口唇青紫舌下有瘀斑，苔薄白，脉涩。

82. 本证的病变脏腑为
    A. 心   B. 肝   C. 脾
    D. 肺   E. 肾

83. 患者 10 天前的病证属于

    A. 心阳虚   B. 心阴虚   C. 心气虚

    D. 心血虚   E. 心血瘀阻

84. 患者今日病证表现辨证为

    A. 心阳虚   B. 心阴虚   C. 心气虚

    D. 心血虚   E. 心血瘀阻

（85～87题共用题干）

    孙某，男，25岁。发热较重，微恶风寒，头痛，鼻流浊涕，口渴微咳，咽喉肿痛，舌苔薄白，脉浮数。

85. 该患者辨证为

    A. 风寒表证   B. 风热表证   C. 气虚感冒

    D. 肺阴虚证   E. 痰热壅肺证

86. 此证的辨证要点是

    A. 恶寒发热，舌苔薄，脉浮数

    B. 恶寒发热，舌苔薄，脉浮

    C. 恶寒发热，舌苔薄，头痛

    D. 鼻流浊涕，口渴微咳，咽喉肿痛

    E. 头痛，咽喉肿痛，舌苔薄白

87. 5天后，患者咳嗽加重，呼吸急促，咳痰黄稠，烦躁不安，壮热口渴，小便短赤，大便秘结，舌红苔黄腻，脉滑数。此时所见证候为

    A. 风热表证   B. 肺阴虚证   C. 痰热壅肺证

    D. 痰火扰心证   E. 痰湿阻肺证

（88～90题共用题干）

    赵某，女，45岁。半年来，常感食少腹胀，头晕乏力。近1周发现两腿皮下有大片出血紫斑，伴见面色萎黄，心悸失眠，健忘多梦，月经量较多，大便稀溏，舌淡苔白，脉细弱。

88. 该患者辨证为

    A. 心阳亏虚   B. 心肾不交   C. 脾肾阳虚

    D. 心脾两虚   E. 脾胃虚寒

89. 辨证要点是

    A. 心阳虚，脾不统血   B. 心血虚、脾气虚、脾不统血

    C. 肝失疏泄，脾失健运   D. 心阳虚，脾气虚

    E. 脾气虚，胃失和降

90. 此患者的月经情况最有可能的是

    A. 色淡质稀   B. 色红质稠   C. 色淡质稠

    D. 色红质稀   E. 色暗有血块

二、名词解释

1. 阳黄

2. 有神

3. 恶寒

4. 壮热

5. 嗜睡

6. 自汗

7. 盗汗

8. 浮脉

9. 泄泻

10. 癃闭

11. 八纲

12. 表证

13. 实证

14. 脏腑辨证

15. 中气下陷证

三、填空题

1. 面色黑多主_____、_____和血瘀证。

2. 舌色淡而有少津，多是_____证。

3. 舌色红绛而有裂纹，多由_____所致。

4. 胸痛多为_____、_____病变所致。

5. 黄苔，多主_____证。其中深黄为_____，焦黄为_____。

6. 阴虚潮热以_____为特征；湿温潮热以_____为特征。

7. 胀痛多因_____所致，刺痛是_____所致。

8. 消谷善饥是_____所致；饥不欲食多为_____所致。

9. 凡带下色白而清稀、无臭，多属_____、_____证。

10. 望舌苔要注意_____和_____两个方面变化。

11. 迟脉多见于寒证，迟而有力为_____证，迟而无力为_____证。

12. 病中口渴多饮，提示_____，多见于_____证。

13. 面色白多主虚证和_____、_____证。

14. 胃脘冷痛，得热则减为_____，胃脘隐痛，喜温喜按，为_____。

15. 紧脉的临床意义见于_____、_____。

16. 如汗出仅限于头部，多为_____、_____所致。

17. 如大便臭秽为_____，有腥味为_____。

18. 如神志不清，语无伦次，声高有力者为_____，语言多重复，声低音弱者为_____。

19. 寒热往来是_____证的特征。

20. 齿痕舌多见于_____、_____。

21. 表里是辨别疾病_____和_____的纲领。

22. 虚实是辨别疾病_____的纲领，虚指_____，实指_____。

23. _____是八纲的总纲。

24. 中气下陷证以_____和_____为辨证要点。

25. 咳喘是_____上逆；呕恶是_____上逆。

26. 就其疼痛性质而言，脾胃虚寒证为_____痛；胃火亢盛证为_____痛；食滞胃脘为_____痛。

27. 心脾两虚证以_____、_____为辨证要点。

28. 阴虚证的典型舌象是_____，脉象是_____。

29. 热证以_____、_____、_____、_____、_____、_____、脉数为主要辨证依据。

30. 肝风内动证，常见_____、_____、_____三种证候。

56

四、简答题

1. 望神的内容有哪些？有什么临床意义？

2. 谵语和郑声的表现与病机有何不同？

3. 望色内容有哪些？各有什么临床意义？

4. 斑与疹如何鉴别？

5. 何谓正常舌象？

6. 何谓淡白舌？其病机如何？

7. 描述正常脉象表现。

8. 分述滑脉、弦脉的脉象与主病。

9. 试述寒证与热证鉴别要点。

10. 比较心阴虚、肺阴虚、肾阴虚的异同。

11. 简述肝气郁结的临床表现。

12. 分别说出脾气虚、脾不统血、中气下陷的辨证要点。

五、论述题

1. 论述舌诊的临床意义。

2. 论述"但寒不热"和"但热不寒"的问诊内容及其意义。

3. 说说心气虚证、心阳虚证、心阳暴脱证三者的关系。

4. 刘某，女，26岁，未婚。13岁月经初潮，周期尚正常，但每次行经前2至3天，即感抑郁烦躁，胸胁两乳作胀，小腹坠胀不舒，经期小腹疼痛，行经不畅，经色暗红，时有血块，舌质正常，苔薄，脉弦。请写出主证、证型、病机、辨证要点。

【参考答案】

一、选择题

1. C	2. A	3. E	4. D	5. A	6. E	7. C	8. D	9. E
10. B	11. D	12. C	13. A	14. A	15. C	16. C	17. E	18. B
19. D	20. C	21. D	22. D	23. A	24. B	25. D	26. E	27. C
28. C	29. C	30. C	31. C	32. B	33. A	34. E	35. C	36. C
37. B	38. A	39. B	40. C	41. A	42. D	43. E	44. A	45. C
46. E	47. C	48. B	49. C	50. C	51. C	52. A	53. B	54. B
55. C	56. B	57. A	58. E	59. B	60. C	61. B	62. B	63. A
64. D	65. B	66. C	67. C	68. D	69. A	70. D	71. B	72. E
73. E	74. C	75. A	76. C	77. D	78. E	79. B	80. E	81. B
82. A	83. C	84. E	85. B	86. A	87. C	88. D	89. B	90. A

二、名词解释

1. 阳黄：面色黄而鲜明，如橘皮，为湿热证。发病急，病程较短。

2. 有神：两眼灵活明亮，神志清楚，语言清晰，反应灵敏，活动自如为有神。

3. 恶寒：有怕冷的感觉，加衣被、近火，不能缓解，为恶寒。

4. 壮热：高热不退，不恶寒，反恶热。

5. 嗜睡：睡意很浓，常不自主入睡，为痰湿困遏阳气所致。

6. 自汗：经常汗出不止，活动后更甚，为气虚，卫阳不固所致。

7. 盗汗：入睡时汗出，醒则汗止，多为阴虚所致。

8. 浮脉：脉象表现为轻取即得，重按稍弱，主表证。

9. 泄泻：大便次数增多，稀软不成形，为泄泻。

10. 癃闭：小便点滴而出，甚则点滴不通，为癃闭。

11. 八纲：即阴阳、表里、寒热、虚实八个辨证纲领。

12. 表证：是指六淫邪气经皮毛、口鼻侵犯肌表所致的证候。

13. 实证：是指邪气亢盛，正气未衰，邪正斗争激烈，脏腑功能活动亢盛所表现的证候。

14. 脏腑辨证：是根据脏腑的生理功能、病理表现，对四诊所收集的临床资料。进行分析归纳，以判断疾病的病因病机，确定脏腑证型的一种辨证方法。

15. 中气下陷证：是指脾气虚，升举无力所表现的证候。

三、填空题

1. 肾虚　水饮

2. 阳虚津亏

3. 热盛伤津

4. 心　肺

5. 热　热重　热极

6. 五心烦热、午后热甚　身热不扬

7. 气滞　血瘀

8. 胃热　胃阴虚

9. 寒　湿

10. 苔色　苔质

11. 实寒　虚寒

12. 津液已伤　热

13. 寒证　失血

14. 寒　虚寒

15. 寒证　痛证

16. 上焦邪热　中焦湿热

17. 热证　寒证

18. 谵语　郑声

19. 半表半里

20. 脾虚　湿盛

21. 病变部位　病势深浅

22. 邪正盛衰　正气不足　邪气亢盛

23. 阴阳

24. 脾气虚证　内脏下垂

25. 肺气　胃气

26. 隐　灼　胀

27. 心血虚 脾气虚

28. 舌红少苔 细数

29. 热 赤 渴 黄 干 稠

30. 肝阳化风 热极生风 血虚生风

四、简答题

1. 答：所谓望神，要求经过短暂的观察，就能对患者的目光神态，言谈举止，询问反应，面色表情等，应有一个初步的印象。以了解患者精气的盛衰，分析病情的轻重，推断预后的吉凶。

2. 答：谵语表现为神志不清、胡言乱语、声高有力。属热扰心神，多为实证。常见于温病邪陷心包或阳明腑实证。郑声表现为神志不清，语言重复，时断时续，声音低弱。属心气大伤，精神散乱，为虚证。

3. 答：面色白色主虚证、寒证、脱血夺气；黄色主虚证、湿证；赤色主热证，满面通红属实热，午后颧红为虚热；青色主寒证、痛证、淤血和惊风；黑色主肾虚、寒证、痛证、水饮和淤血。

4. 答：斑疹多系血分受邪而致的皮肤改变。斑，色红或紫黯，点大成片，平摊于皮肤下，摸之不碍手；疹，形如粟粒，色红而高起，摸之碍手。

5. 答：即"淡红舌，薄白苔"。舌体柔软灵活、舌色淡红、荣润有神，舌苔薄白、干湿适中。

6. 答：较正常舌色浅淡，主虚证、寒证。如舌体淡白而瘦，属气血虚；舌淡白少津，为阳虚津亏；若淡白湿润，舌体胖，为虚寒证。

7. 答：平脉形态是三部有脉，一息四到五至，不浮不沉，不大不小，从容和缓，柔和有力，节律一致，尺部沉取应指有力，并随生理活动和气候环境的不同而有相应的正常变化。平脉有胃，神，根三个特点。

8. 答：滑脉：脉象往来流利，应指圆滑，如珠走盘。主病为痰饮、食滞、实热。弦脉：脉象端直而长，如按弓弦，挺然指下。主病为肝胆病、诸痛，痰饮。

9. 答：寒证与热证鉴别要点：

鉴别要点	寒 证	热 证
寒热喜恶	恶寒喜暖	恶热喜冷
面色	苍白	红赤
四肢	手足不温，甚至四肢厥冷	四肢、肌肤灼热
渴饮情况	口不渴，或喜热饮	渴喜冷饮
大便	大便稀溏	大便秘结
小便	小便清长	小便短赤
舌象	舌淡苔白	舌红苔黄
脉象	脉迟	脉数

10. 答：三者都属阴虚的范畴，都有两颧红赤，五心烦热，潮热盗汗等阴虚症状。但心阴虚兼有心神失养的特征，如心悸心烦，失眠多梦；肺阴虚兼有肺失清肃及虚热损伤肺

络的特征，如干咳少痰、或痰少而黏，或痰中带血，咽干口燥，声音嘶哑等；肾阴虚兼有脑髓、骨骼、腰腑失其滋养所致的头晕耳鸣，腰膝酸软以及相火扰动精室所致的男子遗精阳强，女子闭经等。

11. 答：肝气郁结的临床表现：情志抑郁或易怒，善太息，胸胁或少腹胀痛，或咽部有梗塞感，或胁下痞块；妇女可见乳房胀痛，痛经，月经不调，甚则闭经；苔薄，脉弦。

12. 答：①脾气虚的辨证要点是腹胀，纳呆，便溏和气虚证并见。②脾不统血的辨证要点是各种出血症兼见脾失健运的表现。③中气下陷的辨证要点是内脏下垂与脾气虚证并见。

五、论述题

1. 答：舌诊的临床意义为：

（1）可判断正气盛衰：如舌质红润，为气血旺盛；舌质淡白，为气血虚衰。舌苔薄白而润，为胃之气津充沛；舌光无苔，主胃之气阴衰败。

（2）可分辨病位浅深：如舌苔薄白，多为外感初起，病轻浅；舌苔黄厚，主邪入里，病深重。舌质红，为气分热盛；舌质绛，为热入营血。

（3）可区别病邪性质：如白苔多主寒，黄苔常主热。

（4）可推断病势进退：如舌苔由白变黄、变灰黑，示病邪由表入里，病情由轻而重。反之，舌苔由灰黑变黄变白，则提示病由里出表，由重而轻。

2. 答：只觉怕冷而无发热的症状称为"但寒不热"。①恶寒：指患者无风自冷，虽加衣被，近火取暖而仍觉寒冷者。多属外感寒邪的表证之初起，或者寒邪直入内脏之故。②畏寒：患者自觉怕冷，得暖缓解者，是素体阳虚之故。

只觉发热、恶热而无怕冷的症状称为"但热不寒"。多为阳盛或阴虚所致。根据热势、发热时间及发热的特点等分为三型：①壮热：指患者持续高热不退者，多见于里实热证。②潮热：指发热如潮汐有规律者，有阴虚潮热、阳明潮热和湿温潮热三种。③低热：自觉发热而热较正常体温稍高者，可见之于阴虚发热及气虚发热。

3. 答：心气虚证是心气不足，鼓动无力所表现的证候。气虚日久，温运无力，虚寒内生则见心阳虚。心阳衰极，则会导致心阳暴脱。三者都属虚证，是疾病发展过程中，日益加重的表现。心气虚证以心悸与气虚证并见为辨证要点；心阳虚证是在心气虚基础上出现虚寒症状为辨证要点；心阳暴脱证是在心阳虚的基础上出现亡阳虚脱症状为辨证要点。

临床表现上，心悸怔忡，气短自汗，活动后加重，脉细弱或结代，为其共有症状。若兼见面白无华，神疲乏力，舌淡苔白，则为心气虚；若兼见形寒肢冷，心胸憋闷，舌淡胖，苔白滑，则为心阳虚。若突然面色苍白或胸痛暴作，冷汗淋漓，四肢厥冷，呼吸微弱，口唇青紫，神志昏迷，脉微欲绝，则是心阳暴脱的危象。

4. 答：（1）主证：经前胸胁、乳房胀痛，小腹坠胀，经行腹痛，经行不畅，血色暗红有血块，苔薄，脉弦。

（2）证型：肝气郁结。

（3）病机：肝失疏泄，气机郁滞，影响气血的运化。

（4）辨证要点：抑郁烦躁，胸胁、少腹胀痛，月经不调，血行不畅。

（毕桂芝 程敏辉）

第三章 中医护理与养生总则

【重点提示】

一、预防为主

未病先防是指在疾病未发生之前，做好各种预防措施，以防止疾病的发生。未病先防的关键是调养正气以抵御外邪。正气的调养，要从精神、饮食、起居等方面入手，加强体育锻炼，避免过度劳逸也是预防疾病的重要措施。

既病防变是指疾病初期，正气未衰之时，就要作出正确的诊断，从而进行及早的治疗，控制疾病的发展与传变。控制传变是根据不同疾病的传变规律和途径，先安未受邪之地。

二、护病求本

1. 急则护其标、缓则护其本

（1）急则护其标：当标病甚急，危及患者生命或影响本病治疗时，必须采取紧急护理措施，解决当前健康问题，即先护其标。

（2）缓则护其本：对标病甚急，但经治疗护理后趋缓，或标病不甚时，应辨证寻本施护。

若标病、本病兼见，且病势都危急或都不甚急时，可标本同护。

2. 正护与反护

（1）正护：又称逆护法，是逆疾病证候性质而护的一种护理法则。如热者寒之，寒者热之，虚者补之，实者泻之，均为正护法。适用于疾病的本质与现象一致的病证，如寒证、热证、虚证、实证。

（2）反护：又称从护法，是顺从疾病假象而护的一种护理法则。究其实质，是在"治病求本"法则指导下，针对疾病本质而进行护理的方法。主要有热因热用、寒因寒用、塞因塞用、通因通用的护理方法，适用于疾病的本质与现象相反的病证。

三、扶正祛邪

1. 扶正　即扶助正气的各种治疗、护理手段，以增强体质、提高机体抗病能力，从而达到战胜疾病、恢复健康的目的。扶正适用于虚证，即所谓"虚则补之"。根据病证不同分别采用益气、养血、滋阴、助阳等相应的护理措施。

2. 祛邪　即使用攻邪、驱邪的药物或治疗、护理手段，以祛除病邪达到邪祛病愈的目的，祛邪适用于实证，即所谓"实则泻之"。根据病证不同分别采用发汗、攻下、清热、祛寒等相应的护理措施。

扶正祛邪的原则在具体运用时，要注意扶正不留邪和祛邪不伤正。

四、同病异护与异病同护

1. 同病异护　同病异护是指同一种疾病，由于病邪性质不同、机体反应各异，或处于不同的病程阶段，表现的证候也不一样，护理中采取不同的护理措施。

2. 异病同护　异病同护是指不同疾病在发展过程中出现相同的证候，可采取相同的护理措施。

五、三因制宜

三因制宜即在护理的过程中，要根据季节、地域、患者个体情况的不同而制定不同的护理原则和措施，体现辨证施护。

六、养生原则

1. 天人合一、顺应自然　人与自然环境构成了一个整体，人要依靠天地之气提供的物质条件而获得生存，要适应四时阴阳变化规律才能生长发育。顺应自然养生体现在顺应四时变化、顺应地域特点、顺应社会发展三个方面。

2. 动静结合、形神共养　中医养生学主张"以动养形，以静养神"。动静结合，刚柔并济，形神共养。"形"与"神"关系密切。形盛则神旺，形衰则神疲，形谢则神灭。形神统一，二者相辅相成，密不可分。

3. 调理脏腑、脾肾为先　脾肾两脏是精气血这些重要营养物质的来源，决定着人的体能、智能和正气的强弱。养生保健，调摄脏腑，首先应着眼于这两个脏腑，使肾之精髓足以强中，脾之水谷充以御外，这样才能使人体各脏腑功能强健，气血阴阳充足。

4. 因人而异、辨证施养　由于每个人的先天禀赋、体质、性别、年龄等差异，对养生取向也存在着明显差异，所以针对不同人群要具体情况具体分析，区别对待。即因人而宜、辨证施养。

七、养生方法

1. 起居养生，是指在日常生活中，要科学地、有序地安排作息时间，养成良好的生活习惯，以提高人体对自然环境的适应能力和对疾病的抵抗能力，体现在起居有常，劳逸适度，衣着得体，睡眠充足几个方面。

2. 饮食养生，是指在中医理论指导下，通过调节饮食，合理摄取食物，以增进健康，强壮身体，预防疾病，达到延年益寿之目的。饮食养生要注意饮食有节、有方、谨和五味。

3. 运动养生，形体锻炼可以疏通经络、滑利关节、流通气血、强壮筋骨，借形动以济神静，从而使身体健康，益寿延年。运动养生贵在循序渐进，持之以恒。

4. 心理养生，是指保持良好的精神状态，以保障机体功能正常发挥来防病健身、延年益寿的养生方法，具体方法有清静养神、修身养性和调摄情志等。

5. 顺时养生，是按照四季阴阳消长变化的规律和特征，来调摄机体，以达到健康长寿的一种方法。"春夏养阳，秋冬养阴"是顺时养生的基本原则。

6. 灸疗、药物养生，灸疗具有增强机体免疫力的作用，是强身防病的一种简易外治法。药物养生是长期服用一些对身体有益的药物以扶助正气，平调体内阴阳，从而达到防病益寿的目的。

【疑难解析】

1. 中医护理总则是在对患者施护过程中应遵循的总原则，包括预防为主、护病求本、扶正祛邪、同病异护与异病同护、三因制宜等几个方面。要理解"治未病"的内涵及重要意义。掌握未病先防和既病防变的具体措施。理解护病求本的正治和反治两种方法、标本缓急的原则、扶正与祛邪的适用范围和具体方法，理解同病异护与异病同护的内涵和三因制宜的具体应用。

2. 养生基本原则是指在养生活动中必须遵循和掌握的一些基本法则，用以指导养生实践。学习这一内容，要对前面学过的知识加以回顾，要充分理解整体观念的内涵，其中人与外界环境的统一性是确定养生原则的理论基础，还要理解形与神的关系，脾肾两脏的重要生理功能，体会"先天之本"与"后天之本"的深刻含义，及在养生活动中的重要作用。

【方法指津】

1. 重视疾病预防，真正掌握"治未病"的内涵，并学以致用，在生活或临床中，针对相关人群做好预防的卫生宣教工作，以加深理解和巩固所学知识。

2. 理论实践相结合，在认真理解中医护理原则、养生的基本原则和方法的基础上，到医院和社区参与健康教育实践活动，在实践中进一步理解和掌握理论知识。

【测试习题】

一、选择题

1. 《黄帝内经》明确提出"治未病"的预防思想，一是"未病先防"，二是
　　A. 早期治疗　　　　　　B. 早期诊断　　　　　　C. 生活有规律
　　D. 既病防变　　　　　　E. 饮食有节制

2. 下列<u>不属于</u>"治未病"范畴的是
　　A. 疾病未发生之前，做好各种预防措施
　　B. 疾病初期，要早期诊断、早期治疗
　　C. 控制疾病的发展与传变
　　D. 见肝之病，知肝传脾，当先实脾
　　E. 正护与反护

3. "既病防变"不仅是指对疾病进行早期治疗，还包括对疾病
　　A. 早期用药　　　　　　B. 早期预防　　　　　　C. 早期诊断
　　D. 早期治疗未病的脏腑　　E. 早期隔离

4. "见肝之病，知肝传脾，当先实脾"体现的护理原则是
　　A. 急则护其标　　　　　B. 缓则护其本　　　　　C. 未病先防
　　D. 既病防变　　　　　　E. 护病求本

5. 发热的患者突然出现高热惊厥，护理上立即采取熄风止痉的护理措施，这体现的护理原则是
　　A. 正护　　　　　　　　B. 反护　　　　　　　　C. 急则护其标
　　D. 缓则护其本　　　　　E. 三因制宜

6. 脱肛、子宫下垂两种不同疾病，护理中都采用升提中气之法，这符合的护理原则是
　　A. 因时制宜　　　　　　B. 因人制宜　　　　　　C. 因地制宜
　　D. 异病同护　　　　　　E. 同病异护

7. 适用"塞因塞用"护理原则的是
　　A. 气虚便秘　　　　　　B. 寒积便秘　　　　　　C. 气滞腹胀
　　D. 积食腹胀　　　　　　E. 淤血闭经

8. 适用"通因通用"护理原则的是
　　A. 脾虚泄泻　　　　　　B. 伤食泄泻　　　　　　C. 五更泻
　　D. 肾虚泄泻　　　　　　E. 肠虚滑脱

9. 扶正与祛邪运用的原则是
　　A. 先扶正，后祛邪　　　　　　　　　B. 先祛邪，后扶正

C. 扶正不留邪，祛邪不伤正　　　　D. 扶正与祛邪并用

E. 以扶正为主，兼以祛邪

10. 下列**不属于**养生原则的是

    A. 天人合一、顺应自然　　　　　B. 因人而异、辨证施养

    C. 调理脏腑、脾肾为先　　　　　D. 热者寒之、寒者热之

    E. 动静结合、形神共养

11. "劳逸结合"中的"劳"是指

    A. 劳神、劳力、房劳　　　　　　B. 劳心、劳力、劳神

    C. 劳神、劳心、房劳　　　　　　D. 劳神、劳力、劳欲

    E. 劳心、劳力、房劳

12. "形盛则神旺，形衰则神疲，形谢则神灭"这说明

    A. 形神是相辅相成，密不可分的　　B. 形神是对立的

    C. 形神可以转化　　　　　　　　　D. 形神是运动的

    E. 形神是相对的

13. 下列**不属于**运动养生内容的是

    A. 太极拳　　　　　　B. 散步　　　　　　C. 冥想

    D. 气功　　　　　　　E. 慢跑

14. **不属于**"饮食有方"原则的是

    A. 食宜快　　　　　　B. 食宜专　　　　　C. 食宜乐

    D. 食宜洁　　　　　　E. 食宜暖

15. 根据五行相克原理，能够"制怒"的情志是

    A. 喜　　　　　　　　B. 思　　　　　　　C. 恐

    D. 悲　　　　　　　　E. 惊

16. 一般健康人的每日睡眠时间不少于

    A. 4 小时　　　　　　B. 6 小时　　　　　C. 8 小时

    D. 10 小时　　　　　E. 12 小时

17. 春季养生宜做到

    A. 早睡早起　　　　　B. 早睡晚起　　　　C. 晚睡早起

    D. 晚睡晚起　　　　　E. 定时起床

18. 冬季养生宜做到

    A. 早睡早起　　　　　B. 早睡晚起　　　　C. 晚睡早起

    D. 晚睡晚起　　　　　E. 定时起床

19. 陈某，女，55 岁。由于家中突然发生变故，随即出现食欲不振、精神萎靡、烦躁易怒、失眠多梦，健忘，中医诊断为郁证，医生建议服用抗抑郁药物同时，由家人带她出去旅游。这种心理调节的方法属于

    A. 说理疏导　　　　　B. 以情制情　　　　C. 心理暗示

    D. 转移疏泄　　　　　E. 以静养神

20. 王某，女，30 岁。口腔黏膜糜烂 1 周，灼热疼痛，用清热泻火之剂无效。后知该患者慢性胃病史 2 年，大便溏薄。上热是假，下寒为真。应遵循的治疗护理原则是

A. 热因热用   B. 热者寒之   C. 寒因寒用

D. 塞因塞用   E. 通因通用

21. 刘某，男，40岁。腰膝酸软、潮热盗汗，舌红少苔，脉细数。用补益的方药方法治疗护理。属

A. 正护   B. 反护   C. 祛邪

D. 预防为主   E. 三因制宜

22. 李某，男，20岁。面赤身热，口干口臭。孙某，女，55岁，久病卧床，气短乏力。二者同患便秘，但李某给予峻泄，孙某给予缓泻，是因为

A. 因时制宜   B. 因地制宜   C. 因人制宜

D. 急则护其标   E. 缓则护其本

23. 赵某，男，50岁。居住西北高原地区，寒冷少雨，养生方法正确的是

A. 重点预防湿热之邪   B. 重点预防温燥之邪

C. 宜进苦寒之品   D. 宜进辛辣温燥之品

E. 宜进温阳散寒、生津润燥之品

24. 李某，女，28岁。妊娠七个半月，此时宜采取的卧位是

A. 仰卧位   B. 右侧卧位   C. 左侧卧位

D. 俯卧位   E. 半卧位

(25～26题共用题干)

陈某，女，48岁。急性肺炎恢复期，又感受风邪，周身酸痛，疲乏无力，中医辨证为体虚外感。

25. 其最适用的护理原则是

A. 既病防变   B. 扶正   C. 扶正祛邪

D. 缓则护本   E. 急则护标

26. 此患病发冬季，若以顺时养生原则指导调护，此时应重点养护

A. 阳气   B. 阴精   C. 津液

D. 血液   E. 神

(27～30题共用题干)

刘某，男，60岁。原某机关干部，时值春季，刚退休在家，不能适应退休后生活，每日闲散家中，时而精神抑郁、言语渐少，时而暴躁易怒、面红目赤，不爱运动，健康每况愈下，家人甚是焦虑，遂由家人陪同前来健康咨询。

27. 养生应主要从哪几个方面入手，说法正确的是

A. 起居养生、饮食养生、运动养生、精神养生、治疗养生

B. 起居养生、针灸养生、运动养生、精神养生、顺时养生

C. 起居养生、饮食养生、运动养生、精神养生、顺时养生

D. 起居养生、饮食养生、运动养生、按摩养生、顺时养生

E. 起居养生、饮食养生、仪器养生、精神养生、顺时养生

28. 关于饮食习惯和进食方法，说法**不正确**的是

A. 食宜缓   B. 食宜专   C. 食宜洁

D. 食宜暖   E. 食宜多

29. 此患者情绪波动较大，根据五行相克原理，应选择哪种情志来"制怒"

    A. 喜　　　　　　　　　B. 恐　　　　　　　　　C. 悲

    D. 思　　　　　　　　　E. 忧

30. 关于春季养生说法**不正确**的是

    A. 宜早睡晚起　　　　　　　　　B. 多食温补阳气的食物

    C. 重在养护体内阳气　　　　　　D. 要注意"虚邪贼风"

    E. 做好流行性疾病的预防保健工作

二、名词解释

1. 既病防变　　　　　　　　　　4. 以动养形

2. 同病异护　　　　　　　　　　5. 修身养性

3. 养生

三、填空题

1. 治未病的含义包括_____ 和_____两方面。

2. 正护方法包括_____、_____、_____、_____。

3. 热因热用适用_____证，寒因寒用适用于_____证。

4. 属于扶正的护理措施有_____、_____、_____、_____等。

5. 扶正祛邪的原则在具体运用时，要注意_____ 和_____。

6. 三因制宜指_____、_____、_____。

7. 养生，包括_____、_____、_____三项内容。

8. 中医养生学主张以动养_____、以静养_____。

9. 起居养生体现在_____、_____、_____、_____四个方面。

10. 久视伤_____、久卧伤_____、久坐伤_____、久立伤_____、久行伤_____。

四、简答题

1. 什么是反护？包括哪些具体护理方法？

2. 对于虚证的患者我们应采取哪些护理措施来扶助正气，提高机体抗病能力？

3. 饮食养生的方法有哪些？

4. 运动养生应遵循什么原则？

五、论述题

顺时养生遵循的原则是什么？谈谈春夏秋冬养生的方法。

【参考答案】

一、选择题

1. D　　2. E　　3. C　　4. D　　5. C　　6. D　　7. A　　8. B　　9. C

10. D　　11. A　　12. A　　13. C　　14. A　　15. D　　16. C　　17. C　　18. B

19. D　　20. A　　21. A　　22. C　　23. E　　24. C　　25. C　　26. B　　27. C

28. E　　29. C　　30. A

二、名词解释

1. 既病防变：是指疾病初期，正气未衰之时，就要作出正确的诊断，从而进行及早的治疗，控制疾病的发展与传变。

2. 同病异护：是指同一种疾病，由于病邪性质不同、机体反应各异，或处于不同的病程阶段，表现的证候也不一样，护理中采取不同的护理措施。

3. 养生：又称"摄生"、"保生"，是指在中医基本理论指导下，以强健身体、预防疾病、增进健康、延年益寿为目的，以自我调摄为主要手段的综合性保健措施。

4. 以动养形：指通过各种运动方式来疏通经络、畅达气血、坚实脏腑、强壮形体。

5. 修身养性：指通过努力提高道德品质和性格修养，来祛病延年的一种养生方法。

三、填空题

1. 未病先防　既病防变

2. 热者寒之　寒者热之　虚者补之　实者泻之

3. 真寒假热　真热假寒

4. 益气　养血　滋阴　助阳

5. 扶正不留邪　祛邪不伤正

6. 因时制宜　因地制宜　因人制宜

7. 强身　防病　益寿

8. 形　神

9. 起居　劳逸　衣着　睡眠

10. 血　气　肉　骨　筋

四、简答题

1. 答：反护又称从护法，是顺从疾病假象而护的一种护理法则。究其实质，是在"治病求本"法则指导下，针对疾病本质进行护理的方法。主要有热因热用、寒因寒用、塞因塞用、通因通用的护理方法。

2. 答：嘱患者减少活动量，多休息，以保持体力；适当安排文娱活动，消除患病期间的紧张、焦虑情绪，有利于扶助正气；在饮食上，多食用一些补气养血、滋阴壮阳的食物，如大枣、花生、海参、桂圆、甲鱼、黑木耳等。

3. 答：饮食养生的方法有饮食有节，饮食有方、调和五味。

4. 答：运动养生应因人而异，要根据个人的喜好及体质特点选择适合自己的运动方式和运动量，不可勉强而为之，也不可操之过急。运动养生贵在循序渐进，持之以恒。

五、论述题

(1) 答：顺时养生遵循的原则是"春夏养阳，秋冬养阴"。

(2) 答：①春季养生：重在养护体内阳气。多食温补阳气的食物，晚睡早起。适于晨练，以吐故纳新、调畅气机，采自然之阳气养机体之阳气。但要注意避免风邪致病。做好流行性疾病的预防保健工作。②夏季养生：仍要注意阳气的养护，防止避暑贪凉，损伤体内阳气。晚睡早起，坚持午睡，保证睡眠充足。饮食宜清淡质软，易于消化，少食寒凉之品。夏季暑湿当令，在预防中暑的同时也要加强急性胃肠疾病的预防工作。③秋季养生：秋季养生以"收养"为原则，保养体内阴气为首要任务。早睡早起，多食滋阴润燥、生津增液之品，避免做大量的、高强度的运动，防止汗液流失，伤精耗气。进补时尽量选择滋润之品，忌耗散。④冬季养生：冬季养生要以"敛阴固阳"为根本。早睡晚起。饮食以滋阴潜阳、热量高的食物为宜。冬季要坚持体育锻炼，晨练不宜过早，以"待日光"为宜，还要注意保暖，防止冻伤。

(程敏辉)

第四章 中医用药护理

【重点提示】

1. 重点概念

四气：即寒热温凉四种药性，又称"四性"。

五味：即辛、甘（淡）、酸（涩）、苦、咸五种不同的中药味道。

升降浮沉：是药物对人体作用趋向的概括。升即上升，降即下降，浮是指上行发散，沉是向内收敛。

中药归经：是药物作用的定位概念，即某药对某些脏腑经络有特殊的亲和作用，因而对这些部位的病变起着主要或特殊的治疗作用。

相须：即功效相类似的药物配合应用，可以增强原有药物的疗效。

相使：即两药同用，一为主药，一为辅药，辅药能提高主药的疗效。

相畏：即一种药物的毒副作用能被另一种药物所抑制。

相杀：即一种药物能够消除另一种药物的毒副作用。

相恶：即两药合用，其中一种药物能破坏另一种药物的功效。

相反：即两药合用能产生剧烈的毒副作用。

2. 中药毒性
熟记《医疗用毒性药品管理办法》中所列有毒中药，熟记"十八反""十九畏"，同时要查阅本草文献，关注临床用药报道，做到谨慎用药。

3. 用药禁忌
凡是相恶和相反的中药属配伍禁忌；凡可引起流产的药物都属于妊娠禁忌；凡在服药期间对某些食物的禁忌属饮食禁忌。

4. 方剂的组成原则
中药方剂按"君、臣、佐、使"之组方原则进行组合，君药为主药，起主要治疗作用；臣药一方面辅助君药，另一方面主治兼病或兼证；佐药是佐助、佐制或反佐君、臣药者；使药为引经药或调和药。

5. 方剂的变化规律
方剂的变化规律包括药味加减、剂量加减和剂型改变，任何一种变化都是与主治病证相一致。

6. 常用剂型
中药剂型种类繁多，既有传统剂型，又有现代新型剂型。在临床应用最广的剂型是汤剂，另外还有丸剂、散剂、膏剂、丹剂、酒剂、药露、茶剂等。

7. 常用中药分类
常用中药包括解表药、清热药、泻下药、祛湿药、温里药、化痰止咳平喘药、理气药、理血药、补虚药、平肝熄风药、安神药、消导药、开窍药、收涩药等。

8. 常用方剂分类
解表剂、清热剂、泻下剂、温里剂、和解剂、祛湿剂、祛痰剂、润燥剂、理气剂、理血剂、补益剂、消导剂、安神剂、熄风剂、收涩剂、开窍剂等。

9. 中药煎煮法
煎煮器具以带盖的砂锅、瓦罐为佳，禁用铁、锡、铜质容器，煎前一般先将药材浸泡30～60分钟，煎药用水以水质洁净新鲜为好，如自来水、井水等，第一煎用水量以没过药面 3～5cm 为宜，第二煎以没过药面 2～3cm 为宜，一般药宜先武火后文火，第一煎于沸后煮 30 分钟，第二煎于沸后煮 25 分钟，两次煎液去渣滤净混合后分二次服用。熟悉中药的特殊煎煮法，包括先煎、后下、包煎、另煎、烊化、泡服、冲服等。

10. 中药给药规则　多数药都宜饭前服。驱虫药、攻下药、治疗胃肠疾病的药物和补益药均应饭前服。病在胸膈以上者宜饭后服药，对胃肠道有刺激的药物如抗风湿药宜饭后服，消食药饭后服。无论饭前还是饭后服，服药与进食都应间隔 1 小时左右。另外治疟药宜在疟疾发作前的 2 小时服用；安神药宜睡前；慢性病定时服；急性病、呕吐、惊厥及石淋、咽喉病须煎汤代茶饮者，均可不定时服。中药汤剂一般每日 1 剂，早晚 2 次或早中晚 3 次分服，每服药液量约 200～250ml。发汗药、泻下药应中病即止，呕吐患者服药宜小量频服。一般汤剂均宜温服。非汤剂类药物，祛寒药宜用姜汤送服，祛风湿药宜用黄酒送服。对于昏迷、破伤风等不能进食的患者可采用鼻饲法注入药液。

11. 药物内服法的护理　药物内服法的护理包括解表药、泻下药、清热药、祛湿药、温里药、理气药、消导药、止血药、活血化瘀药、化痰止咳平喘药、平肝熄风药、开窍药、安神药、补益药、收涩药的护理。

12. 药物外治法的护理　膏药贴敷要清洁皮肤，并剃去毛发，贴前擦姜、适当烘烤，注意过敏。熏蒸患者时，注意禁忌证，防烫伤、烧伤、虚脱及交叉感染，注意观察病情。熨敷疗法应注意禁忌证，注意温度、时长、保护皮肤，防止烫伤。掺药疗法主要注意清创和消毒。洗浴疗法注意液温、时长、禁忌证，防烫伤和交叉感染。中药灌肠注意事项同普通灌肠，观察大便颜色时注意界定是否为药色所染。

【疑难解析】

1. 中药四气五味与日常气味之区别　中药四气，即寒热温凉四种药性，它的分类归因于对人体阴阳盛衰、寒热变化的影响，能够减轻或消除热证的药物，属于寒性或凉性；反之为温性或热性。五味，即辛、甘（淡）、酸（涩）、苦、咸五种不同的滋味味道。五味超出了味觉的范围，而是主要根据其临床功效确立的。日常所说的气味是由嗅觉和味觉提供，如香臭、酸甜等。因此中药四气五味主要以临床功效划分，日常气味则由嗅觉和味觉决定。

2. 升降浮沉　中药的升降浮沉，升降为纵向的，浮沉在纵向概念的基础上还兼有外散和内收的概念，浮既有上升之意，又有外散之功，而沉既有下降之意，又有内收之效。

3. 中药配伍　相须、相使是中药间协同作用，相畏、相杀是中药间减毒作用，因此相须、相使、相畏、相杀在组方时宜用之；相恶、相反是中药间的配伍禁忌，在组方时宜禁之。

4. 中药及方剂的分类依据　中药及方剂的分类依据主要是根据药、方的功效决定的，如具有发散解表作用的药物就叫解表药，而具有发散解表功效的方剂就叫解表剂。

5. 中药煎煮器具禁用铁、锡、铜容器　中药种类繁多，铁、锡、铜本身就是中药，故会改变原药方的功效，另一方面这些金属元素会与药物成分发生化学反应，如铁与药材中的鞣质反应生成鞣酸铁，降低了药效，甚至改变药性，危害人体。

6. 药物内服法的护理　药物内服法的护理要点，主要依据药物的功效，包括药效缓急、寒热倾向、气血影响、补泻走势等，依据中医诊治八法，对证护理；另外还有饮食宜忌，特殊要求，病情观察等。因此在本节内容学习前，应熟知中医诊治八法的内容，有助于理解和记忆。

【方法指津】

1. 熟练掌握中医基础理论，尤其是阴阳学说、八纲辨证和治疗八法的内容，中药的性能、划分、用药及护理往往以此为依据。

2. 从中医的角度理解本节概念，区分四气、五味、升降浮沉、归经等与文字本身含义的区别。

3. 中药分类、方剂分类是一脉相承的分类方式，要连贯起来理解。依据其功效，结合治疗八法，理解中药内服法的护理措施。

【测试习题】

一、选择题

1. 毒性较强的药物，煎煮时应
   A. 先煎　　　　　　　　　B. 久煎　　　　　　　　　C. 后下
   D. 与它药同煎　　　　　　E. 包煎

2. 入汤剂宜另煎的药物是
   A. 苦参　　　　　　　　　B. 羚羊角　　　　　　　　C. 党参
   D. 沙参　　　　　　　　　E. 太子参

3. 下列需要后下的药物是
   A. 薄荷　　　　　　　　　B. 附子　　　　　　　　　C. 乌头
   D. 牡蛎　　　　　　　　　E. 石决明

4. 中药的性能是指
   A. 中药的功效
   B. 中药的性状
   C. 中药作用的基本性质和特征的高度概括
   D. 中药的基本作用
   E. 中药的四气五味

5. 以下服药方法中，**错误**的是
   A. 辛温解表药应当温服　　　　　B. 呕吐患者服药宜小量频服
   C. 泻下药以得下为度　　　　　　D. 消食药宜饭前服
   E. 对胃有刺激的药宜饭后服

6. 下列服药护理措施**错误**的是
   A. 服发汗药后，应多饮热开水　　B. 滋补药宜在空腹服用
   C. 服泻下药应注意中病即止　　　D. 服排石药后应卧床休息
   E. 婴幼儿服药可加少量糖

7. 中药四气的确定是
   A. 从人体的感官感觉出来的

B. 从疾病的性质总结出来的

C. 从药物作用于人体所发生的反应和所获得的不同疗效中概括出来的

D. 从季节的不同变化总结出来的

E. 以上都不是

8. 苦味药的作用是

    A. 能和能缓　　　　　　B. 能燥能泄　　　　　　C. 能下能软

    D. 能收能涩　　　　　　E. 能行能散

9. 治疗筋脉拘急疼痛的药物多具有

    A. 辛味　　　　　　　　B. 甘味　　　　　　　　C. 酸味

    D. 苦味　　　　　　　　E. 咸味

10. 具有收敛固涩作用的是

    A. 酸味　　　　　　　　B. 咸味　　　　　　　　C. 辛味

    D. 苦味　　　　　　　　E. 淡味

11. 辛味药临床一般治疗

    A. 表证及气血阻滞证　　B. 呕吐呃逆　　　　　　C. 久泻久痢

    D. 瘿瘤、痰核　　　　　E. 大便燥结

12. 芳香药多具有

    A. 辛味　　　　　　　　B. 甘味　　　　　　　　C. 苦味

    D. 酸味　　　　　　　　E. 淡味

13. 归经是指

    A. 药物具有的升降浮沉的作用趋向

    B. 药物具有的寒热温凉四种性质

    C. 药物具有的辛甘酸苦咸五种滋味

    D. 药物对于机体某部分的选择性作用

    E. 药物对于机体有无毒副作用

14. 下列药为有毒中药的是

    A. 金银花　　　　　　　B. 黄芪　　　　　　　　C. 石决明

    D. 薄荷　　　　　　　　E. 生川乌

15. 入汤剂需要先煎的药物是

    A. 薄荷、白豆蔻　　　　B. 蒲黄、海金沙　　　　C. 人参、阿胶

    D. 磁石、牡蛎　　　　　E. 以上均不是

16. 入汤剂需要后下的药物是

    A. 磁石、牡蛎　　　　　B. 蒲黄、海金沙　　　　C. 薄荷、白豆蔻

    D. 人参、鹿茸　　　　　E. 芒硝、阿胶

17. 蒲黄、旋覆花等药入煎剂宜

    A. 包煎　　　　　　　　B. 后下　　　　　　　　C. 先煎

    D. 烊化　　　　　　　　E. 冲服

18. 宜饭后服用的药是

    A. 峻下逐水药　　　　　B. 对胃肠有刺激性的药　　C. 驱虫药

D. 安神药   E. 截疟药

19. 钩藤入汤剂宜
   A. 先煎   B. 后下   C. 包煎
   D. 另煎   E. 烊化

20. 西洋参入汤剂宜
   A. 先煎   B. 后下   C. 包煎
   D. 另煎   E. 烊化

21. 贝壳类药入汤剂宜
   A. 先煎   B. 后下   C. 包煎
   D. 另煎   E. 冲服

22. 中药组方中具有减轻或消除君、臣药的毒性的药物称
   A. 使药   B. 君药   C. 臣药
   D. 佐助药   E. 佐制药

23. 中药组方中对兼病或兼证起主要治疗作用的药物称
   A. 君药   B. 佐药   C. 臣药
   D. 引经药   E. 调和药

24. 麻黄、紫苏、白芷属于
   A. 理气药   B. 补益药   C. 泻下药
   D. 辛温解表药   E. 辛凉解表药

25. 下列药主治外感风热表证的是
   A. 人参   B. 柴胡   C. 黄芪
   D. 川芎   E. 五味子

26. 下列药主治外感风热表证的是
   A. 人参   B. 柴胡   C. 黄芪
   D. 川芎   E. 五味子

27. 复方汤剂浸泡药一般为
   A. 15～30 分钟   B. 30～60 分钟   C. 20～40 分钟
   D. 20～30 分钟   E. 10～15 分钟

28. 妊娠慎用药为
   A. 川芎   B. 三棱   C. 红花
   D. 益母草   E. 葛根

29. 下列药需要先煎的是
   A. 薄荷   B. 水牛角   C. 车前子
   D. 滑石   E. 黄芪

30. 煎药的水量，第一煎加水应浸过药物
   A. 2～3cm   B. 3～4cm   C. 3～5cm
   D. 4～5cm   E. 5～6cm

31. 滑石的煎煮方法正确的是
   A. 先煎   B. 后下   C. 烊化

D. 包煎　　　　　　　　E. 冲服

32. 下列对于中药服用的方法，正确描述的是
    A. 消导药应饭前服用
    B. 平喘药应睡前时服用
    C. 病情危重时，可一次性大量的服用
    D. 当汤药要求温服时，放凉后汤药，加温后即可服用
    E. 驱虫药宜饭后服

33. 对于乌头这味中药，下列说法**不正确**的是
    A. 乌头中毒早期症状是唇舌及四肢出现发麻、恶心等
    B. 可用生姜、甘草水煎服解乌头中毒
    C. 服用时应严格控制剂量
    D. 可与半夏配伍使用
    E. 临床多作为外用药使用

34. 下列各类药物中，需要包煎的是
    A. 泥沙多的药物　　　　　　B. 介壳类药物
    C. 质轻量多的药物　　　　　D. 对咽喉有不良刺激的药物
    E. 贵重的药

35. 下列药物必须后下的是
    A. 藿香　　　　　　B. 薄荷　　　　　　C. 人参
    D. 砂仁　　　　　　E. 金银花

36. 阿胶的煎煮方法是
    A. 先煎　　　　　　B. 后下　　　　　　C. 烊化
    D. 包煎　　　　　　E. 冲服

37. 病在胸膈以上者，服用时间宜
    A. 空腹服用　　　　B. 饭后服用　　　　C. 饭前服用
    D. 睡前服用　　　　E. 晨起服

38. 中药煎的用具选择适宜的是
    A. 铁锅　　　　　　B. 铅锅　　　　　　C. 玻璃杯
    D. 不锈钢容器　　　E. 铜锅

39. 中药煎药用水，下列描述**不正确**的是
    A. 选取的水质若不好，可先煮沸放冷后再用来煎药
    B. 药材倒入容器内，第一煎加水应浸过药物 3～5cm 处
    D. 煎药之前宜先用冷水泡药
    C. 煎药过程中，若水不够可随时加水
    E. 一般复方药泡药需要 30 分钟到 1 小时

40. 下列药物**不需要**先煎的是
    A. 介壳类　　　　　　　　　B. 矿石类
    C. 质轻量多的植物药　　　　D. 泥沙多的药物
    E. 对咽喉有不良刺激的药物

41. 对清热燥湿药描述正确的是
    A. 主治火热较盛的病证
    B. 一般用量不宜过大，因为过服易伐胃伤阴
    C. 石膏、芦根等是其常用药
    D. 急性热病常用清热燥湿药
    E. 清热燥湿要能清解营分、血分的实热

42. 下列属于清退虚热药的是
    A. 金银花　　　　　　B. 黄芩　　　　　　C. 白鲜皮
    D. 青蒿　　　　　　　E. 大青叶

43. 泻下药主归
    A. 心经　　　　　　　B. 肺经　　　　　　C. 胆经
    D. 肝经　　　　　　　E. 大肠经

44. 凡能祛除湿邪，主治湿性病证的药物，称
    A. 祛湿药　　　　　　B. 清热燥湿药　　　　C. 解表化湿药
    D. 理气药　　　　　　E. 开窍药

45. 治水肿日久，脾肾阳虚者，用利水渗湿药必须配用的药物是
    A. 温肾壮阳药　　　　B. 健脾利水药　　　　C. 益脾滋肾药
    D. 滋补脾肾药　　　　E. 温补脾肾药

46. 具温肾纳气作用的药物是
    A. 沉香　　　　　　　B. 木香　　　　　　C. 干姜
    D. 吴茱萸　　　　　　E. 橘皮

47. 治肺痈胸痛、咳吐脓血、痰黄腥臭之证，应选用
    A. 桔梗　　　　　　　B. 半夏　　　　　　C. 昆布
    D. 白芥子　　　　　　E. 白附子

48. 地龙可用于
    A. 胃寒呕吐　　　　　B. 心悸失眠　　　　C. 肝郁胁痛
    D. 痰鸣喘息　　　　　E. 肾虚尿频

49. 白术**不能**
    A. 补气　　　　　　　B. 健脾　　　　　　C. 发汗
    D. 利水　　　　　　　E. 燥湿

50. 荆芥的功效是
    A. 发汗、平喘　　　　B. 祛风解表、透疹　　C. 温肺止咳
    D. 祛风燥湿、消肿排脓　E. 解痉

51. 干姜主治的病证是
    A. 蛔虫腹痛、吐蛔　　B. 气血虚衰证　　　　C. 肾阳不足阳萎
    D. 肝肾不足眩晕　　　E. 寒饮伏肺咳喘

52. 川芎可用于
    A. 小便不利，水肿　　　　　　B. 心悸怔忡，失眠
    C. 风寒头痛，风湿痹痛　　　　D. 湿浊蒙窍，神志不清

E. 阴虚火旺，齿痛口疮

53. 善治风痰的药物是

　　A. 半夏　　　　　　　B. 竹茹　　　　　　　C. 瓜蒌
　　D. 天南星　　　　　　E. 旋覆花

54. 为治湿痰要药的药物是

　　A. 半夏　　　　　　　B. 竹茹　　　　　　　C. 瓜蒌
　　D. 天南星　　　　　　E. 旋覆花

55. 麻黄汤主治证候的病机是

　　A. 外感风寒湿邪，内有蕴热　　　B. 外感风寒，营卫不和
　　C. 外感风寒，肺气失宣　　　　　D. 外感风寒，内有寒饮
　　E. 风邪犯肺，肺失清肃

56. 泻下剂属"八法"中的

　　A. 汗法　　　　　　　B. 吐法　　　　　　　C. 下法
　　D. 温法　　　　　　　E．清法

57. 和解剂**不适用**的病证是

　　A. 伤寒少阳证　　　　B. 肝脾不和证　　　　C. 肠胃不和证
　　D. 寒热互结证　　　　E. 里热实证

58. 患者身大热，口大渴、汗大出、脉洪大，治宜

　　A. 黄连解毒汤　　　　B. 白虎汤　　　　　　C. 龙胆泻肝汤
　　D. 凉膈散　　　　　　E. 犀角地黄汤

59. 具有益气固表，敛阴止汗作用的方剂是

　　A. 玉屏风散　　　　　B. 牡蛎散　　　　　　C. 当归六黄汤
　　D. 知柏地黄丸　　　　E. 补中益气汤

60. 下列病证**不是**开窍剂的适应证的是

　　A. 中风而见神昏谵语者　　　　B. 气郁而见神昏谵语者
　　C. 痰厥而见神昏谵语者　　　　D. 阳明腑实证而见神昏谵语者
　　E. 中暑而见神昏谵语者

61. 根、茎、果实、种子类中药在煎煮前应浸泡

　　A. 20 分钟　　　　　　B. 60 分钟　　　　　　C. 30 分钟
　　D. 40 分钟　　　　　　E. 50 分钟

62. 煎煮中药时，第一煎的加水量应没过药面

　　A. 1～2cm　　　　　　B. 2～3cm　　　　　　C. 3～4cm
　　D. 3～5cm　　　　　　E. 3～6cm

63. 一般药物第二煎于沸后煮

　　A. 10 分钟　　　　　　B. 15 分钟　　　　　　C. 25 分钟
　　D. 30 分钟　　　　　　E. 35 分钟

64. 补益类药物煎煮时，第一煎与第二煎分别于沸后各煮

　　A. 60 分钟和 50 分钟　　　　B. 60 分钟和 40 分钟
　　C. 50 分钟和 40 分钟　　　　D. 40 分钟和 30 分钟

E. 60 分钟和 30 分钟

65. 煎煮中药时，后下药宜在其他药物煮沸（　　）后放入

　　A. 10～15 分钟　　　　　　B. 5～10 分钟　　　　　　C. 10～20 分钟

　　D. 3～10 分钟　　　　　　E. 5～15 分钟

66. 需要包煎的药物是

　　A. 贝壳类药物　　　　　　B. 有毒药物　　　　　　　C. 块根类药物

　　D. 芳香类药物　　　　　　E. 绒毛类或粉末类药物

67. 服药与进食时间应间隔

　　A. 30 分钟　　　　　　　　B. 50 分钟　　　　　　　C. 1 小时

　　D. 2 小时　　　　　　　　E. 1.5 小时

68. 截疟药应在疟疾发作前多长时间服用

　　A. 30 分钟　　　　　　　　B. 1 小时　　　　　　　　C. 1.5 小时

　　D. 2 小时　　　　　　　　E. 2.5 小时

69. 真寒假热证宜热药冷服

　　A. 凉药凉服　　　　　　　B. 热药冷服　　　　　　　C. 凉药热服

　　D. 热药热服　　　　　　　E. 以上都不是

70. 一般来说宜用黄酒送服的药是

　　A. 解表药　　　　　　　　B. 泻下药　　　　　　　　C. 止血药

　　D. 祛风湿药　　　　　　　E. 清热药

71. 服用发汗解表药禁用或慎用解热镇痛类西药的原因

　　A. 西药太贵　　　　　　　　　　　　B. 西药副作用大

　　C. 重复用药　　　　　　　　　　　　D. 解表药本身就有镇痛作用

　　E. 防止汗出过多从而伤阴

72. 年老体弱、孕妇、产后便秘者宜用

　　A. 润下药　　　　　　　　B. 攻下药　　　　　　　　C. 峻下药

　　D. 西药　　　　　　　　　E. 以上均可

73. 下列说法正确的是

　　A. 长期服用抗风湿药酒不会中毒

　　B. 长期服用抗风湿药酒的患者，一旦出现舌麻、头晕等症状，即为中毒反应，
　　　应立即停药

　　C. 血虚者可以服用祛风湿药

　　D. 芳香化湿药入汤剂时宜久煎

　　E. 服渗水利湿药后应注意观察大便的变化

74. 温里类方药中肉桂入汤剂，宜

　　A. 先煎　　　　　　　　　B. 包煎　　　　　　　　　C. 烊化

　　D. 后下　　　　　　　　　E. 冲服

75. 服消导类方药宜

　　A. 饭前服　　　　　　　　B. 饭后服　　　　　　　　C. 晨起服

　　D. 睡前服　　　　　　　　E. 空腹服

76. 活血化瘀类方药宜
    A. 饭前服　　　　　　　B. 睡前服　　　　　　C. 晨起服
    D. 饭后服　　　　　　　E. 空腹服

77. 咽喉疾患者服用化痰止咳平喘药时，宜
    A. 饭前服　　　　　　　B. 睡前服　　　　　　C. 多次频服，缓慢下咽
    D. 晨起服　　　　　　　E. 饭后服

78. 服用开窍类药物时，下列说法**错误**的是
    A. 开窍剂辛香走窜，易挥发，故只入丸散剂
    B. 开窍剂为急救、治标之品，故只宜暂服
    C. 搐鼻取嚏之通关开窍之法，禁用高血压患者
    D. 开窍剂宜少量频服
    E. 为了维持药效，当患者清醒后仍应服用开窍剂

79. 关于贴敷膏药正确的是
    A. 在贴敷前将膏药火烤软化
    B. 残留在皮肤上的膏药可用水洗净
    C. 贴敷时间越长效果越好
    D. 任何人都可以贴敷
    E. 所有膏药必须每日更换一次

80. 下列患者适宜使用熏蒸疗法的是
    A. 发热患者　　　　　　B. 昏迷患者　　　　　C. 血友病患者
    D. 皮肤病未溃破患者　　E. 哮喘患者

81. 指导遣方用药的主要依据是
    A. 患者性别　　　　　　B. 患者年龄　　　　　C. 患者体质
    D. 治疗方法　　　　　　E. 气候因素

82. **不属于**组方原则的是
    A. 君　　　　　　　　　B. 臣　　　　　　　　C. 复
    D. 佐　　　　　　　　　E. 使

83. 君药的涵义下列说法正确的为
    A. 针对兼病或兼证起主要治疗作用的药物
    B. 针对次要兼证起主要治疗作用的药物
    C. 辅助臣药加强治疗主病或主证作用的药物
    D. 针对主病或主证起主要治疗作用的药物
    E. 减缓方中其他药物的毒烈性

84. 一首方剂中必**不可少**的药物为
    A. 反佐药　　　　　　　B. 使药　　　　　　　C. 佐助药
    D. 臣药　　　　　　　　E. 君药

85. 方剂药味加减变化中，加减变化**不包括**方中的
    A. 臣药　　　　　　　　B. 反佐药　　　　　　C. 君药
    D. 使药　　　　　　　　E. 佐制药

86. 妊娠慎用药为
　　A. 柴胡　　　　　　　　　B. 三棱　　　　　　　　　C. 桃仁
　　D. 益母草　　　　　　　　E. 甘草

87. 甘味药的作用是
　　A. 泄、燥　　　　　　　　B. 补益、和中、缓急　　　C. 软坚、泻下
　　D. 收敛固涩　　　　　　　E. 渗湿、利尿

88. 下列**不属于**升浮药作用的是
　　A. 发汗　　　　　　　　　B. 涌吐　　　　　　　　　C. 开窍
　　D. 清热　　　　　　　　　E. 解表

89. 生姜能减轻或消除生半夏的毒性或副作用，这种关系是
　　A. 相恶　　　　　　　　　B. 相杀　　　　　　　　　C. 相畏
　　D. 相使　　　　　　　　　E. 相反

90. 属于祛风胜湿药的是
　　A. 藿香　　　　　　　　　B. 独活　　　　　　　　　C. 砂仁
　　D. 茯苓　　　　　　　　　E. 车前子

91. 临床使用最广的中药剂型是
　　A. 汤剂　　　　　　　　　B. 丹剂　　　　　　　　　C. 散剂
　　D. 膏剂　　　　　　　　　E. 酒剂

92. **不应热服**的药物是
　　A. 理气药　　　　　　　　B. 活血药　　　　　　　　C. 止血药
　　D. 化瘀药　　　　　　　　E. 补益药

93. 芒硝的煎煮方法为
　　A. 先煎　　　　　　　　　B. 后下　　　　　　　　　C. 烊化
　　D. 冲服　　　　　　　　　E. 包煎

94. 煎药时间从水沸时开始计算时间，一般药物一煎需要 20～30 分钟，二煎需
　　A. 10～20 分钟　　　　　　B. 20～30 分钟　　　　　　C. 5～10 分钟
　　D. 25～30 分钟　　　　　　E. 20～45 分钟

95. 病在胸膈以上者，服药时间宜
　　A. 睡前　　　　　　　　　B. 饭后　　　　　　　　　C. 午后
　　D. 清晨　　　　　　　　　E. 空腹

96. 应包煎的药是
　　A. 附子　　　　　　　　　B. 藿香　　　　　　　　　C. 鹿茸
　　D. 滑石　　　　　　　　　E. 砂仁

97. 驱虫药服用时间宜
　　A. 晚上睡前　　　　　　　B. 饭后　　　　　　　　　C. 饭前
　　D. 不拘时间服用　　　　　E. 早、中、晚各服一次

98. 以花、叶、草类为主的汤剂，煎煮前需浸泡
　　A. 5～10 分钟　　　　　　B. 10～15 分钟　　　　　　C. 15～20 分钟
　　D. 20～30 分钟　　　　　　E. 30～45 分钟

99. 催吐药服用时间宜

    A. 睡前　　　　　　　B. 饭后　　　　　　　　C. 午后

    D. 清晨　　　　　　　E. 不拘时间服用

100. 银花、连翘属（　　）药

    A. 清气分热　　　　　B. 清营血热　　　　　　C. 清虚热

    D. 清热解毒　　　　　E. 清热燥湿

二、名词解释

1. 中药配伍之相须

2. 中药配伍之相恶

3. 君药

4. 解表药

5. 和解剂

6. 先煎

7. 后下

8. 溶化

9. 文火

10. 武火

三、填空题

1. 药性理论的基本内容包括_____、_____、_____、_____、_____等。

2. 四气是指药物所具有的_____、_____、_____、_____四种不同的药性，又称_____。

3. 归经理论的形成_____为基础，以_____为依据。

4. 药性理论中，表示药物作用部位的是_____，反映药物作用趋向性的是_____。

5. 历代本草文献中用_____、_____、_____等标示药物毒副作用的大小。

6. 两种及以上药物间配伍关系包括_____、_____、_____、_____、_____、_____。

7. 用药禁忌包括_____、_____、_____等。

8. 方剂的变化规律包括_____、_____和_____。

9. 中药方剂剂型常见的有_____、_____、_____、_____、_____等（任写五种）。

10. 解表药分为_____和_____。

11. 清热药分为_____、_____、_____、_____、_____。

12. 利水渗湿药是指以_____、_____为主要功效的药物。

13. 补虚药包括_____、_____、_____、_____。

14. 泻下剂包括_____、_____、_____。

15. 和解剂包括_____、_____、_____。

16. 消导剂包括_____和_____。

17. 熏蒸前患者需喝_____，以防汗出太多造成_____。

18. 熨敷温度一般不超过_____，时间以_____为宜。

19. 洗浴时浴室温度在_____为宜，药液温度以_____为宜，防止烫伤患者。

20. 中药灌肠一般插管深度为_____，药液温度在_____左右，灌注后应保留_____。

四、简答题

1. 中药药性的概念及内容是什么？

2. 酸味药的主要功效有哪些？

3. 举例说明中药配伍的相畏关系。

4. 简述妊娠用药禁忌。

5. 为什么补虚药性味多甘？

6. 安神药主入心、肝二经的原因是什么？

7. 祛湿剂的分类包括哪些？

8. 简述气血双补剂的适应证和代表方剂。

9. 简述收涩类药物服法及护理措施。

10. 简述补益类药物服法与护理措施。

五、论述题

1. 解表类药物服法与护理措施。

2. 清热类药物服法和护理措施有哪些？

3. 举例说明中药的特殊煎法（任选三种特殊煎法加以论述）。

4. 活血化瘀类药物服法与护理措施有哪些？

5. 化痰止咳平喘类药服法与护理措施有哪些？

【参考答案】

一、选择题

1. A	2. B	3. A	4. C	5. D	6. D	7. C	8. B	9. B
10. A	11. A	12. A	13. D	14. E	15. D	16. C	17. A	18. B
19. B	20. D	21. A	22. E	23. C	24. D	25. B	26. B	27. B
28. C	29. B	30. C	31. D	32. C	33. D	34. D	35. D	36. C
37. C	38. C	39. C	40. E	41. B	42. D	43. E	44. A	45. E
46. A	47. A	48. D	49. C	50. B	51. E	52. C	53. D	54. A
55. C	56. C	57. E	58. B	59. B	60. D	61. B	62. B	63. C
64. A	65. B	66. E	67. B	68. B	69. B	70. D	71. E	72. A
73. B	74. D	75. B	76. D	77. C	78. E	79. A	80. D	81. B
82. C	83. D	84. E	85. C	86. C	87. B	88. D	89. B	90. B
91. A	92. C	93. D	94. D	95. B	96. D	97. A	98. D	99. E
100. D								

二、名词解释

1. 中药配伍之相须：即功效相类似的药物配合应用，可以增强原有药物的疗效。

2. 中药配伍之相恶：即两药合用，其中一种药物能破坏另一种药物的功效。

3. 君药：又称主药，是针对主病或主证起主要治疗作用的药物。

4. 解表药：凡能发散表邪，治疗表证为主要功效的药物，称解表药。

5. 和解剂：凡采用调和的方法，以解除少阳半表半里之邪、肝脾功能失调、上下寒热互结等证的方剂，称和解剂。

6. 先煎：主要指一些有效成分难溶于水的金石、矿物、介壳类药物，应打碎先煎煮20～30分钟，再下其他药物同煎，以使有效成分充分析出。

7. 后下：主要指一些气味芳香的药物，久煎其有效成分易挥发而降低药效，须在其他药物煎沸5～10分钟后放入。

8. 溶化：又称烊化，胶质类或黏性大且易溶的药物为防止同煎粘锅煮煳，或黏附于其他药而影响药效，需单独加温溶化，用煎好的药液兑服。

9. 文火：是指使温度上升及水液蒸发缓慢的火候。

10. 武火：又称急火，是指使温度上升及水液蒸发迅速的火候。

三、填空题

1. 四气　五味　升降浮沉　归经　毒性

2. 寒　热　温　凉　四性

3. 以脏腑经络学说　药物所治疗的具体病证

4. 归经　升降浮沉

5. 有毒　大毒　小毒

6. 相须　相使　相畏　相杀　相恶　相反

7. 配伍禁忌　妊娠禁忌　服药禁忌

8. 药味加减变化　药量加减变化　剂型更换的变化

9. 汤剂　丸剂　散剂　膏剂　丹剂

10. 辛温解表药　辛凉解表药

11. 清热泻火药　清热燥湿药　清热解毒药　清热凉血药　清退虚热药

12. 通利水道　渗除水湿

13. 补气药　补阳药　补血药　补阴药

14. 攻下剂　润下剂　峻下逐水剂

15. 和解少阳剂　调和肝脾剂　调和肠胃剂

16. 消食导滞剂　消痞化积剂

17. 500ml 糖盐水　虚脱

18. 70℃　30～60分钟

19. 20～22℃　40～45℃

20. 10～15cm　40℃　20～30分钟

四、简答题

1. 答：中药的药性是指药物与疗效有关的性质和性能。药性理论是中药理论的核心，主要包括四气、五味、升降浮沉、归经、毒性、配伍、禁忌等。

2. 答："能收能涩"，有收敛、固涩之功效。酸味药大多用于治疗体虚多汗、肺虚久咳、久泻滑脱、遗精遗尿、崩漏带下等病证。

3. 答：相畏即一种药物的毒副作用能被另一种药物所抑制。如半夏的毒性能被生姜减轻或消除，即半夏畏生姜。

4. 答：凡可引起流产的药物都属于禁忌药物。一般毒性强、药性猛，堕胎作用较强的药物属于绝对禁用药物，如巴豆等；具有活血化瘀、行气破滞、攻下导积、辛热滑利等作用的药物为慎用药物，如桃仁等。

5. 答：因为"甘能补"，能够扶助正气，补益精微，具有补虚作用，所以补虚药性味多甘。

6. 答：因心藏神、肝藏魂，故安神药主入心、肝二经，具有镇惊安神或养心安神之效。

7. 答：包括芳香化湿剂、清热祛湿剂、利水渗湿剂、温化水湿剂、祛风除湿剂。

8. 答：气血双补剂适用于气血两虚之证，症见头晕目眩，肢体倦怠，面色无华，舌淡苔薄白，脉虚细。代表方剂：八珍汤、十全大补汤等。

9. 答：收涩药为应急之品，治标之物，滑脱病势一旦控制，应服用补虚药，以补助正气。收涩剂有敛邪之弊，故表邪未解，热病汗出，痰多咳嗽等均非收涩药所宜。膳食宜平补，忌食生冷寒凉。

10. 答：补益剂宜饭前空腹服用，脾胃虚弱者慎用，虚弱证一般病程较长，故补益药宜做成蜜丸、膏剂、片剂等使用，服药期间，饮食宜清淡、易消化，忌食辛辣、油腻、生冷之品。忌食萝卜和富含纤维素的食物，以减缓排泄，增加吸收。

五、论述题

1. 答：①解表药武火煮沸后不可久煎，宜取汁温服，服药后即卧床加盖衣被休息，并啜热饮，以助药力。发汗应以遍身微汗为宜，即汗出邪去为度，同时应及时用干毛巾或热毛巾擦干，注意避风寒。②服用解表剂时，饮食宜清淡、易消化，忌辛辣、油腻及酸性食物，特别忌食鱼蟹类、狗肉、香菇等毒发之物。风寒表证宜多食温热食物，风热表证宜多食清热食物。③服用发汗解表药者，禁用或慎用解热镇痛类西药，以防汗出过多伤阴。④密切观察病情变化，尤其是患者体温和汗出情况，随时记录，对老幼及重症患者要注意防止高热抽搐、虚脱等情况的发生。

2. 答：①脾胃虚弱、阳虚及寒证忌用，阴虚者慎用。②清热剂，煎煮时间不宜过久，一般沸后10~15分钟，宜凉服或微温服。服用清热剂应中病即止，以免损伤正气。③病房通风良好，配有降温设备。高热不解者可配合物理降温，汗出较多者，应及时更换衣被，避免感受风寒。④患者饮食宜清淡，忌食辛辣、油腻之品。⑤严密观察发热程度、汗出情况、神志、生命体征等的变化，并做详细记录。

3. 答：中药的特殊煎法包括：①先煎，主要指一些有效成分难溶于水的金石、矿物、介壳类药物，如磁石、生石膏、龙骨、鳖甲等，应打碎先煎煮20~30分钟，再下其他药物同煎，以使有效成分充分析出。②后下：主要指一些气味芳香的药物，久煎其有效成分易挥发而降低药效，须在其他药物煎沸5~10分钟后放入，如薄荷、青蒿、荆芥、木香、砂仁等。③包煎：绒毛类、粉末类药物为防止煎药后药液混浊，对消化道、咽喉产生不良刺激，应先用纱布包好，再加入同煎。如滑石粉、旋覆花等。④另煎：贵重药为了保存其有效成分，尽量减少被同煎药物的吸收，可将药切成小片，单味煎煮2~3小时，煎好后，单独服用或兑入汤药中同服。如人参、羚羊角等。⑤溶化：又称烊化，胶质类或黏性大且易溶的药物为防止同煎粘锅煮煳，或黏附于其他药而影响药效，需单独加温溶化，用煎好的药液兑服，如阿胶、鹿角胶等。⑥泡服：指某些有效成分易溶于水或久煎易破坏药效的药物，可以用少量开水或复方中其他药物滚烫的煎出液趁热浸泡，加盖半小时后去渣服用，如藏红花、番泻叶、胖大海等。⑦冲服：某些贵重药、细料药、量少的药和汁液性药物，不需煎煮，用煎好的其他药液或开水冲服即可，如三七粉、牛黄、沉香等。

4. 答：①出血证而无淤血征象者禁用，妇女月经过多及孕妇禁用或慎用。②虫类药入药以丸散剂为宜，或配合散剂外用；活血止痛类药宜用酒制或醋制，以增强疗效。破血类的虫类药大多有毒，应严格掌握剂量，中病即止，并定期检查肝肾功能，以防对人体造成损害。③活血化瘀类方药宜饭后服。患者饮食宜用温通类食物，忌食滋腻之品。做好精神调护。

5. 答：①温肺祛痰药和祛风化痰药大多有毒，内服剂量不宜过大，阴虚有热者忌用。攻下逐痰药药性峻猛，非痰积而体壮者，不可轻投。②祛痰药宜饭后温服，平喘药宜在哮喘发作前1～2小时服用，治疗咽喉疾患者，宜多次频服，缓慢下咽。③服药后应重点观察咳、喘、痰的变化，痰多者可配合体位引流、雾化吸入等护理措施。④患者宜多饮水，少食油腻，禁食生冷及过甜、过咸、辛辣等刺激性食品，饮食宜清淡，易消化。

（赵正梅）

第五章 常用中医护理技术

【重点提示】

一、腧穴常识

1. 腧穴的分类

十四经穴：有固定的名称、位置和归经，且归属于十二经和任脉、督脉的腧穴。

经外奇穴：既有一定名称，又有明确位置，但尚未归入十四经系统的腧穴。

阿是穴：既无固定名称，也无固定位置，而是以压痛点或其他反应点为针灸施术部位的一类腧穴。

2. 腧穴的作用

近治作用：治疗其所在部位局部及其邻近组织、器官病证的作用，这是一切腧穴主治作用所共有的特点。

远治作用：不仅有治疗局部病证的作用，还有治疗本经循行所达的远隔部位的脏腑、组织、器官病证的作用，亦称循经作用。这也是十四经腧穴主治作用的重要特点。

特殊作用：有些腧穴具有双向的良性调节作用和相对的特异治疗作用。双向良性调节作用指同一腧穴对机体不同的病理状态，起到两种相反而有效的治疗作用。

3. 腧穴的定位方法

体表解剖标志定位法：又称自然标志定位法。是以人体解剖学的各种体表标志作为依据来确定腧穴定位的方法。解剖标志分为固定标志和活动标志。

骨度分寸定位法：以体表各部骨节为标志，按照比例规定全身各部的长度和宽度以确定腧穴位置的方法，是作为全身折量取穴的标准方法，亦称作"骨度法"。

手指同身寸定位法：依据被取穴者本人手指尺寸为折量标准来量取腧穴的方法。

二、常用腧穴

腧穴是人体脏腑经络之气输注在体表的特殊部位，是针灸推拿施术的部位。十四经穴是腧穴中的最主要部分，共有 361 个穴名，670 个穴位。临床常用经穴约占 1/3，教材所选腧穴更是重中之重，不但需要熟悉其定位和主治，同时应熟悉其操作方法。

三、针灸法

1. 毫针刺法，电针法、水针法、皮肤针法临床的适用范围越来越广泛，在针灸、康复、骨伤、内、外、妇、儿、五官等科疾病治疗中均可应用。灸法在亚健康保健方面也愈加流行。

2. 毫针刺法、电针法、水针法、皮肤针法、灸法的基本操作方法。

3. 毫针刺法、电针法、水针法、皮肤针法、灸法的护理方法，注意治疗与护理环境，患者的耐受程度，操作注意事项等问题。

四、推拿疗法

10 种基本推拿手法的操作要点：

1. 推法：手指、掌或肘着力于体表一定部位上，进行单方向的直线移动。

2. 拿法：用大拇指与示指、中指两指，或用大拇指与其余四指相对用力在一定部位和穴位上进行有节律性的提捏。

3. 按法：用手指、手掌或肘部等部位着力于治疗部位或穴位，用力下按，按而留之。

4. 摩法：用手指指面或者手掌掌面着力于治疗部位或穴位，以腕部连同前臂，做环形的、有节奏的盘旋抚摩活动。

5. 揉法：用手掌大鱼际、掌根或手指螺纹面着力于治疗部位或穴位，做轻柔缓和的环旋转动，并带动该处的皮下组织。

6. 摇法：用一手附于肢体关节近端，另一手握住肢体关节远端，使关节做被动、和缓环转活动。

7. 滚法：用第五掌指关节背侧着力于治疗部位，以腕关节的伸屈动作与前臂的旋转运动相结合，使小鱼际和手背在治疗部位作连续不断的往返滚动。

8. 搓法：用双手掌面着力于治疗部位，相对用力交替或往返快速搓动，双手用力要对称，搓动要快，移动要慢。

9. 捏法：用指腹相对用力，挤压治疗部位。

10. 抖法：用单手或双手握住患肢远端，稍用力作小幅度、连续、频率较快上下抖动。

五、拔罐疗法

拔罐疗法在临床应用较为广泛，常用于外感风寒和外科疾病，尤其是治疗外感风寒导致的头痛、咳嗽、哮喘等疾病中，临床效果良好。

拔罐疗法操作方法中，重点掌握火罐法的操作方法，掌握闪火法、投火法、贴棉法三种罐的吸附方法和留罐、走罐、闪罐、留针拔罐、刺血拔罐五种拔罐方法。

六、刮痧疗法

刮痧疗法在临床治疗和保健等方面应用较为广泛，在医药资源相对匮乏地区，外感疾病的中暑发热、呕吐、晕厥以及伤暑、伤食、腹泻、腹痛等疾病，均可采用刮痧疗法。

刮痧疗法操作方法重视刮痧的方向、顺序、力度，要单方向、轻重适度，刮痧的次序一般按照由上至下、由内至外的原则。

【疑难解析】

一、腧穴

十二正经上的穴位都是左右对称分布，每个穴名都有两个穴位。经外奇穴与十四经穴的区别就是其目前尚无明确的归经。

四肢肘膝关节以远部位的穴位多有远治作用。其远治作用是指该腧穴除了能治疗所在经脉循行以远部位的症证，还能治疗本经所属脏腑的症证，也能治疗与本经相表里的经脉所属脏腑的病证。

二、针灸法

毫针刺法中4种进针法，操作要领虽各有不同，但基本要求是持针要稳、取穴准、动作轻、进针快（个别除外），进针手法熟练，用力均匀。

电针法的要领是一路输出电极要接在身体的同侧，调节输出量应缓慢，电流强度应逐渐由小到大。

水针法的操作要领是取穴少而注射动作轻巧，注射药量及部位不宜过多，严格掌握水针法的禁忌证和禁注部位。

皮肤针法的操作要领是运用灵活的腕力直刺、弹刺、速刺。不可斜刺、压刺、慢刺、拖刺，避免使用臂力。

灸法的操作要领是体位选择恰当，讲究施灸的顺序，注意禁灸和慎灸以及灸疗安全等问题。

三、推拿基本手法

推拿疗法临床的适用范围越来越广泛，在骨伤、内、妇、儿、五官等科疾病治疗中均可应用，临床上也经常应用在保健和美容方面。小儿推拿因可以避免药物治疗的副作用，在小儿疳积、便秘、外感发热等疾病治疗和护理中逐渐被应用。

推拿手法操作要领各有不同，但基本要求是持久、有力、均匀、柔和、深透。

四、拔罐疗法

留罐要以不出现皮肤水泡为度。走罐的施术部位皮肤要使用润肤介质，推拉罐体动作要均匀，皮肤潮红即可。留针拔罐，毫针不宜过长，且保证针刺处在罐体中间位置。

【方法指津】

1. 在熟悉常用腧穴定位和主治的基础上，加以理解和掌握，并学以致用，在生活或临床中，用腧穴知识指导患者和群众开展预防和保健。

2. 重视毫针刺法、电针法、水针法、皮肤针法、灸法、推拿疗法、拔罐疗法、刮痧疗法的实践操作，熟练后可在患者身上施术，反复揣摩，在实践中领会操作要领。

3. 严格掌握毫针刺法、电针法、水针法、皮肤针法、灸法、推拿疗法、拔罐疗法、刮痧疗法的适用范围，以保证治疗效果。

【测试习题】

一、选择题

1. 腧穴可分为

    A. 十二经穴、经外奇穴、阿是穴　　B. 十二经穴、经外奇穴、特定穴

    C. 十四经穴、奇穴、阿是穴　　　　D. 十四经穴、奇穴、特定穴

    E. 十四经穴、经外奇穴、络穴

2. 有固定的归经、名称、位置的腧穴称为

    A. 特定穴　　　　　　B. 五输穴　　　　　　C. 络穴

    D. 经穴　　　　　　　E. 奇穴

3. 十四经腧穴主治作用的基本规律是

    A. 调整作用　　　　　B. 远治作用　　　　　C. 特殊作用

    D. 近治作用　　　　　E. 双向调节作用

4. 前发际至大椎的骨度分寸是

    A. 15 寸　　　　　　　B. 14 寸　　　　　　　C. 13 寸

    D. 12 寸　　　　　　　E. 10 寸

5. 印堂至大椎的骨度分寸是

　　A. 15 寸　　　　　　　　B. 16 寸　　　　　　　C. 17 寸

　　D. 18 寸　　　　　　　　E. 19 寸

6. 无归经，但有固定的名称、位置的腧穴称为

　　A. 阿是穴　　　　　　　B. 特定穴　　　　　　　C. 经验效穴

　　D. 十四经穴　　　　　　E. 经外奇穴

7. 按照今时骨度分寸规定，肘、腕横纹之间的距离为

　　A. 十寸　　　　　　　　B. 十二寸　　　　　　　C. 十二寸五分

　　D. 九寸　　　　　　　　E. 十四寸

8. 位于后正中线上，第七颈椎棘突下的穴位是

　　A. 风府穴　　　　　　　B. 肺俞穴　　　　　　　C. 大椎穴

　　D. 天枢穴　　　　　　　E. 风池穴

9. 大椎穴与肩峰连线的中点是

　　A. 曲垣穴　　　　　　　B. 天髎穴　　　　　　　C. 肩井穴

　　D. 大椎穴　　　　　　　E. 肩贞穴

10. 水沟位于

　　A. 人中沟的中点　　　　　　　　　B. 人中沟的上 1/3 与下 2/3 的交点

　　C. 人中沟的上 2/3 与下 1/3 的交点　　D. 人中沟的中 1/3 与下 1/3 的交点

　　E. 人中沟的最下端

11. 位于腕背侧远端横纹上 2 寸，尺骨与桡骨间隙中点的穴位是

　　A. 外关穴　　　　　　　B. 内关穴　　　　　　　C. 养老穴

　　D. 大陵穴　　　　　　　E. 神门穴

12. 下列穴位位于手少阴心经的是

　　A. 内关穴　　　　　　　B. 列缺穴　　　　　　　C. 后溪穴

　　D. 通里穴　　　　　　　E. 太渊穴

13. 天枢穴主治

　　A. 耳鸣、耳聋　　　　　B. 热病、头痛　　　　　C. 腹痛、痛经

　　D. 感冒、中风　　　　　E. 产后乳少

14. 关于涌泉穴的叙述<u>错误</u>的是

　　A. 为急救要穴之一

　　B. 足趾跖屈时，约当足底（去趾）前 1/3 凹陷处

　　C. 可用治中暑，小儿惊风，头晕头痛等

　　D. 为保健强壮要穴之一

　　E. 可用治大便难，小便不利等

15. 肺俞穴位于

　　A. 手太阴肺经　　　　　B. 手阳明大肠经　　　　C. 足太阳膀胱经

　　D. 督脉　　　　　　　　E. 手厥阴心包经

16. 温针灸时装置艾条之处是

　　A. 针尖　　　　　　　　B. 针身　　　　　　　　C. 针根

D. 针柄   E. 针尾

17. 针刺肺俞穴的适宜体位是
    A. 仰卧位   B. 俯卧位   C. 侧卧位
    D. 仰靠坐位   E. 侧伏坐位

18. 适宜于皮肉浅薄处腧穴进针的方法是
    A. 指切进针法   B. 夹刺进针法   C. 舒张进针法
    D. 提捏进针法   E. 弹入进针法

19. 斜刺法的进针角度是
    A. 15°   B. 30°   C. 45°
    D. 70°   E. 90°

20. "针所不为，灸之所宜"语出
    A. 《灵枢·官针》   B. 《医学入门》   C. 《灵枢·官能》
    D. 《灵枢·小针解》   E. 《针灸甲乙经》

21. 皮肤针操作时，主要运用的是
    A. 指力   B. 腕力   C. 臂力
    D. 掌力   E. 肘力

22. 实施推法时常使用
    A. 指和掌   B. 掌和肘   C. 指和肘
    D. 指、掌和肘   E. 指、掌和前臂

23. 拿法的次数**不宜**超过
    A. 5 次   B. 8 次   C. 10 次
    D. 12 次   E. 15 次

24. 按法包括
    A. 指按和掌按   B. 掌按和肘按   C. 掌按和前臂按
    D. 肘按和指按   E. 指按和前臂按

25. 摩法的频率为大约每分钟
    A. 100 次   B. 120 次   C. 140 次
    D. 150 次   E. 160 次

26. 揉法的操作频率为每分钟
    A. 100 至 120 次   B. 100 至 150 次   C. 120 至 160 次
    D. 150 至 180 次   E. 160 至 180 次

27. 摇法常适用于
    A. 肩关节和髋关节   B. 腕关节和踝关节   C. 腕关节和肩关节
    D. 踝关节和髋关节   E. 颈、肩、髋和踝关节

28. 擦法的频率为每分钟
    A. 120 至 140 次   B. 120 至 150 次   C. 120 至 160 次
    D. 140 至 160 次   E. 140 至 180 次

29. 搓法在实施时
    A. 搓动要快，移动要慢   B. 搓动要快，移动也要快

C. 搓动要慢，移动要快   D. 搓动要慢，移动也要慢

E. 搓动和移动要不慢不快

30. 捏法分为

A. 二指捏和三指捏   B. 三指捏和四指捏   C. 二指捏和四指捏

D. 三指捏和五指捏   E. 二指捏和五指捏

31. 抖法实施时

A. 抖动的幅度要大，频率要慢   B. 抖动的幅度要大，频率要快

C. 抖动的幅度要小，频率要慢   D. 抖动的幅度要小，频率要快

E. 抖动的幅度和频率要适中

32. 拔罐法中留罐法留置的时间为

A. 10 到 15 分钟   B. 15 到 20 分钟   C. 10 到 20 分钟

D. 15 分钟以上   E. 20 分钟以下

33. 刮痧的次序为

A. 由上至下，由内至外   B. 由上至下，由外至内

C. 由上至下，由前至后   D. 由上至下，由后至前

E. 由下至上，由内至外

34. 患者，女，50 岁。两个月前出现右肩疼痛，上举和后伸明显受限，近来逐渐加重。医生在治疗时除在肩部选穴外，还选用了曲池穴、内关穴。医生选用曲池穴和内关穴体现了腧穴的

A. 特殊作用   B. 远治作用   C. 近治作用

D. 调整作用   E. 双向调节作用

35. 张某，男，40 岁。腹痛，泄泻，小便量少；李某，女，38 岁。腹胀腹痛，大便秘结不通。医生在处方选穴时均选用了天枢穴，体现了

A. 特异治疗作用   B. 双向良性调节作用   C. 近治作用

D. 远治作用   E. 调整作用

36. 肖某，女，42 岁。上腹胃脘部疼痛，痛处喜按，空腹痛甚，纳后痛减。针灸治疗时常选用

A. 内关、天枢、后溪   B. 足三里、外关、委中

C. 中脘、足三里、内关   D. 中脘、合谷、涌泉

E. 中极、三阴交、归来

37. 朱某，女，30 岁。经后小腹绵绵作痛，喜揉喜按，月经量少、色淡，面色苍白，气短乏力。治疗时可选用

A. 气海、中脘、合谷   B. 气海、阴陵泉、天枢

C. 关元、气海、尺泽   D. 气海、足三里、三阴交

E. 气海、三阴交、足三里

38. 患者，男，43 岁。突发呃逆，呃声洪亮，连续有力，口臭烦渴，喜冷饮，面赤，舌苔黄，脉滑数。今为患者在"内关穴"上施以温针灸治疗，最适宜的进针角度是

A. 横刺   B. 直刺   C. 斜刺

D. 平刺   E. 沿皮刺

39. 患者，男，58 岁。腰腿痛 6 年，受寒湿、劳累后加重，怕冷，舌淡，苔白，脉沉迟。X 线检查可见椎间隙变窄，椎体前后缘有明显的骨质增生。今取患者背部和腰骶部施以灸法。慎用灸法的体质是

    A. 寒邪束表   B. 阳虚暴脱   C. 淤血阻络

    D. 寒滞经脉   E. 阴虚发热

40. 患者，男，62 岁。突发中风昏迷，针灸医生采用毫针治疗和"十宣穴"三棱针放血。请问，针刺容易出现痛感的部位是

    A. 腹部   B. 指趾末端   C. 四肢肌肉丰厚处

    D. 腰背   （   ）   E. 头面

41. 患者，男，78 岁。大便时溏时泄，完谷不化，反复发作，食欲不振，舌苔白，脉缓弱，取中脘、关元、天枢施以艾炷灸。下列**不属于**艾炷灸的是

    A. 瘢痕灸   B. 无瘢痕灸   C. 隔姜灸

    D. 隔蒜灸   E. 艾条灸

42. 患者，女，55 岁。腰部酸痛 3 年余，晨起症状较重，活动后好转。X 线显示脊柱增生。现诊断为退行性脊柱炎，现为其施以电针疗法。以下操作**不正确**的是

    A. 电针仪使用前没有检查其性能是否良好，输出是否正常

    B. 缓慢调节输出量，电流强度由小渐大

    C. 靠近延脑、脊髓等部位接电极，电流量较小

    D. 一路输出电极接身体的同侧腧穴

    E. 晨起空腹时，最好不使用电针

43. 患者，男，45 岁。曾有腰椎间盘突出病史，近用力不慎复发，CT 扫描 $L_5 \sim S_1$ 中央后突出，诊为腰椎间盘突出，给予患者针刺配合穴位注射治疗。以下措施**不正确**的是

    A. 毫针治疗采取俯卧体位

    B. 穴位注射取穴越多越好，每穴注射 4ml 药物

    C. 可配合艾炷灸（隔姜灸）

    D. 穴位注射时，避开血管、关节腔和脊髓腔

    E. 选用丹参、当归等针剂药物进行穴位注射

44. 患者，女，58 岁。曾有 2 型糖尿病病史，现双足背、足指麻木，排除了其他病，考虑糖尿病并发末梢神经炎，采取皮肤针叩刺法。下列做法正确的是

    A. 采用针尖有钩毛的皮肤针叩刺

    B. 叩刺皮肤及针具不经过消毒进行叩刺

    C. 操作时用臂力重叩

    D. 在皮肤溃疡处叩刺

    E. 运用灵活的腕力轻叩，以皮肤发红为度

45. 患者，女，17 岁。因口眼歪斜，面部麻木，为其行针灸治疗。**不正确**的方法是

    A. 在面部直接灸

    B. 毫针治疗时，多采用横刺或斜刺的进针角度

    C. 多选用较短的毫针

    D. 电针刺激时，电流强度适中

E. 出针时，多按压针孔

46. 患者，女，55岁。因琐事与同事争吵，胃脘胀痛连及胁肋，嗳气，苔白，脉弦，采取毫针治疗。**不必**消毒的是

    A. 术者手指   B. 针具机械   C. 患者针刺皮肤

    D. 治疗室   E. 患者全身

47. 患者，男，35岁。头痛头晕20天，神疲乏力，面色无华，心悸气短，舌淡，脉细无力。中医诊断为"头痛"，取关元、气海、百会穴灸疗。**不正确**的是

    A. 灸疗时应防止艾火脱落，烧伤皮肤或衣物

    B. 施灸时从下至上，从背至腰，从四肢至头面

    C. 灸后局部出现微红灼热

    D. 灸疗采取仰卧位

    E. 空腹时不宜灸

48. 患者，女，8岁。因受寒致口眼歪斜，诊为"面瘫"，采取针灸治疗。下列做法正确的是

    A. 面部采用瘢痕灸   B. 大血管处采用瘢痕灸

    C. "睛明"穴采取速刺、深刺   D. "阳白"穴采取提捏进针

    E. 患者空腹时针刺

49. 患者，男，64岁。小便排出无力，近半月加重，中医诊断为"癃闭"，采取"阴陵泉"穴位注射治疗。下列**不正确**的是

    A. 穴位注射前向患者做好解释工作，消除患者的顾虑

    B. 凡能引起过敏的药物，必须常规皮试，皮试阳性者不可应用

    C. 老弱者宜采取卧位

    D. 药物不宜注入膝关节腔

    E. 大剂量注射药物

50. 患者，女，65岁。双膝关节肿痛6个月，诊断为"双膝骨关节炎"。下列医嘱**不正确**的是

    A. 注意保暖，避免受寒

    B. 平时适宜活动，但不宜过度疲劳

    C. 忌食生冷食物

    D. 在病变周围施以灸疗

    E. 在双膝关节腔，注射大剂量"强的松龙注射液"

51. 患者，男，75岁。因胸闷气短，心悸2年，诊断为"心肌缺血、房性期前收缩"，采取电针"内关、公孙穴"治疗。下列**不正确**的是

    A. 一输出电极连接在身体一侧的"内关、公孙"穴

    B. 一输出电极连接在身体左右两侧的"内关"穴

    C. 调节电流应从小到大

    D. 电针治疗前，应检查电针仪是否能工作正常

    E. 电流大小适中，患者能耐受为度

52. 患者，男，21岁。因"面瘫"3个月，口服中药治疗无效，现采取针灸治疗。下

列说法**不正确**的是

    A. 面部不宜用瘢痕灸

    B. 眼部周围腧穴宜缓刺

    C. 面部皮肉浅薄处宜采用提捏进针法

    D. 皮肤针叩刺时，运用臂力重叩

    E. 电针强度不宜过大

53. 患者，男，43岁。突发呃逆，呃声洪亮，连续有力，口臭烦渴，喜冷饮，面赤，舌苔黄，脉滑数。今为患者在腹部采用摩法施以推拿疗法。**不正确**的是

    A. 操作者手掌置于患者腹部

    B. 以掌心、掌根部分为着力点

    C. 以腕关节引领，连同前臂作环旋运动

    D. 频率为160次/分左右

    E. 移动方向按顺时针运行

54. 患者，男，58岁。腰腿痛6年，受寒湿、劳累后加重，怕冷，舌淡苔白，脉沉迟。X线检查可见椎间隙变窄，椎体前后缘有明显的骨质增生。今取患者背部和腰骶部施以按法，方法和步骤**不正确**的是

    A. 患者俯卧位，医者双手掌重叠用力

    B. 用力时方向垂直不移

    C. 由腰骶部沿脊柱自下而上

    D. 开始时由轻渐重，逐渐加力

    E. 结束时逐渐减压

55. 患者，男，55岁。腰部僵硬酸痛2年余，晨起症状较重，活动后减轻。X线检查可见脊椎增生及脊柱正常生理弧度改变。现诊为退行性脊柱炎，拟为其施以推拿疗法，取腰部病变处及腰椎两侧采用㨰法，以下操作**不正确**的是

    A. 手指自然弯曲，用手背近小指侧部分吸定治疗部位

    B. 肩关节要自然下垂，肘关节屈曲

    C. 腕关节作连续的屈伸运动

    D. 前臂在腕关节的带动下的旋内旋外

    E. 小鱼际及掌背在治疗部位持续不断的辗动

56. 患者，男，54岁。曾有腰椎间盘突出史，近因用力不慎复发，CT扫描 $L_3 \sim L_4$ 自后中部膨出，诊为腰椎间盘突出症之中央型。以下措施正确的是

    A. 予患者硬板床休息，暂不行推拿疗法

    B. 于患部施以㨰法治疗

    C. 于患部施以按法治疗，以使突出之椎间盘复位

    D. 于患部周围施以摩法，以减轻症状

    E. 于患部施以捏法治疗

57. 患者，18岁。因饮食过饱，胃脘胀闷，嗳腐吞酸，大便不爽，苔厚腻，脉滑。为其在中脘、天枢穴行推拿疗法，最宜采用的手法是

    A. 按法   B. 㨰法   C. 摩法

D. 推法   E. 揉法

58. 患者，女，43岁。因琐事与其夫口角后，胃脘胀痛连及两胁，嗳气，大便不畅，苔白，脉弦。欲自天突向下至中脘穴行推拿疗法，最适宜采用的手法是

    A. 揉法   B. 滚法   C. 捏法

    D. 指推法   E. 摩法

59. 患者，男，58岁。大便时溏时泄，完谷不化，反复发作，食欲不振。舌淡苔白，脉缓弱。取中脘、天枢、气海、关元行推拿疗法。宜采用

    A. 指推法和揉法   B. 揉法和摩法   C. 摩法和按法

    D. 按法和揉法   E. 指推法和摩法

60. 患者，男，37岁。慢性胆囊炎史3年，昨晚因饮食过量出现右上腹阵发性疼痛，伴有恶心，胀气，呕吐。诊为急性胆囊炎，取第七胸椎至第九胸椎右侧背部压痛点和胆囊穴行推拿疗法。操作正确的手法是

    A. 按法   B. 揉法   C. 推法

    D. 摩法   E. 滚法

61. 患者，女，42岁。头痛头晕10余天，神疲乏力，面色少华，心悸气短，舌淡，脉细无力。中医辨为血虚头痛，取中脘、气海、关元行推拿疗法。最适宜的手法是

    A. 指推法   B. 摩法   C. 按法

    D. 捏法   E. 揉法

62. 患者，男，62岁。中风后遗症，左臂活动不遂，欲疏通左臂气血、促进恢复。宜采取

    A. 搓法   B. 捏法   C. 滚法

    D. 揉法   E. 拿法

63. 患者，女，12岁。空调房间睡醒后，口眼㖞斜，诊为"面瘫"，取印堂、睛明、阳白、迎香、下关、颊车、地仓治疗。最适宜的推拿手法为

    A. 按法   B. 揉法   C. 点法

    D. 指推法   E. 捏法

64. 患者，男，74岁。小便素日排出无力，近3天来加重，证见小便滴沥不畅，面色㿠白，神气怯弱，腰酸乏力，舌淡，脉沉细。以下诊治中**不正确**的是

    A. 可取中极、气海、关元穴   B. 可以采用按法

    C. 可以采用揉法   D. 指推法推肾俞和命门穴

    E. 揉按章门、期门穴

65. 患者，女，45岁。双膝关节间断疼痛1年余，近因感寒，疼痛加重，伴肿胀，屈伸不便，苔白，脉濡缓。以下医嘱中**不当**的是

    A. 注意保暖，避免受寒

    B. 平时适宜活动，但不宜过度疲劳

    C. 忌食生冷寒性食物

    D. 在病变关节周围穴位施以推、按、揉、搓等手法

    E. 在病变关节施以刮痧疗法

66. 患者，女，27岁。每于经前则小腹胀痛，行经量少，淋漓不畅，血色紫黯有块，

伴乳房胀痛，舌暗红，脉沉弦。以下医嘱中**不当**的是

    A. 取关元、气海施以摩法和揉法　　B. 取章门、期门、肝俞施以搓法

    C. 注意保暖，避免寒冷　　　　　　D. 注意经期卫生

    E. 条畅情志

67. 患者，女，23 岁。月经 3 月未行，精神郁滞，烦躁易怒，少腹胀痛，舌紫暗，脉沉涩。施以推拿疗法。以下医嘱中**不当**的是

    A. 保持环境的温暖

    B. 手法要轻柔、均匀、深透

    C. 手法可力度较重，以患者能够忍受为度

    D. 避免风寒，忌食生冷

    E. 条畅情志

68. 患者，女，28 岁。产后 2 个月，乳房胀痛，皮色红赤，乳汁排泄不畅，伴口苦咽干，舌红，脉细数。施以推拿疗法。以下医嘱中**不当**的是

    A. 取乳房附近穴位施以揉法　　　　B. 取补气养血穴位施以摩法

    C. 手法要轻柔、均匀、深透　　　　D. 对乳房处施以刮痧疗法

    E. 按时哺乳，哺乳后轻揉乳房

69. 患者，女，24 岁。月经先期，甚至 1 个月行经 2 次，量多，色紫，质黏稠，乳房胀痛，烦躁易怒，口苦便干，舌质红，苔薄黄，脉弦数。拟为患者行推拿疗法，先取穴关元、气海、中极施以摩法。操作方法**不正确**的是

    A. 可用单手手掌或双手手掌施术　　B. 肘关节微曲，腕关节放松

    C. 手掌紧贴施术穴位体表　　　　　D. 压力均匀缓慢

    E. 频率为 180 次/分

70. 患者，女，52 岁。月经紊乱，心悸怔忡，失眠多梦，烦躁健忘，头晕耳鸣，腰痠腿软，口干咽燥，舌红而干，少苔，脉细数。拟施以推拿疗法，采用揉法施术于相关穴位，操作方法**不正确**的是

    A. 按揉力度要轻柔缓和

    B. 动作协调有节律

    C. 幅度从小到大，带动皮下组织一起运动

    D. 力度深透，频率为 160～180 次/分

    E. 可采用掌揉法

71. 患者，女，26 岁。产后 1 月余，感受风寒，遍身疼痛，关节屈伸不利，项背不舒，恶寒拘急，得热则舒，纳少，少腹时痛，舌淡，苔薄白，脉细缓。拟施以推拿疗法，以下措施**不当**的是

    A. 推拿治疗室保持室温 16℃

    B. 推拿治疗前，向患者解释疗程、疗效及注意问题

    C. 操作时手法既要达到深透、有力，又要均匀、柔和

    D. 如患者皮肤容易出汗，可施以润肤介质

    E. 按摩床和治疗巾保持柔软干净卫生

72. 患者，女，35 岁。左侧乳房出现黄豆大小肿块 3 枚，不红不热，推之可移，偶有

疼痛，经前加重，行经后减轻，伴有心烦易怒，失寐多梦，舌质淡，苔薄白，脉细弦。拟施以推拿疗法，以下措施**不当**的是

  A. 推拿疗法前，询问如在经期，则避开腹部等位置

  B. 推拿治疗前，向患者解释疗程、疗效及注意问题

  C. 操作时手法既要达到深透、有力，又要均匀、柔和

  D. 可轻轻用揉、摩法施于乳房及周围的乳根、膻中穴，约 2 分钟

  E. 可于经期采用指推法，力度深透，每穴 5～10 分钟

73. 患者，男，16 岁，学生。近半年来视力逐步下降，经相关检查诊为假性近视，欲施以推拿疗法，以下措施适用**不当**的是

  A. 患者仰卧位，双目微闭，嘱患者放松

  B. 推拿手法实施前，向患者解释推拿疗法后用眼习惯等注意事项

  C. 可用双手拇指端或中指端轻揉双侧睛明、攒竹、鱼腰、丝竹空、太阳等穴

  D. 用双手拇指按上下眼眶，从内向外 3 分钟左右，力度深透，以能忍受为度

  E. 用拇指指端按揉养老、光明穴，每穴 1～2 分钟

74. 患者，女，43 岁。平素易感冒，体力稍差，遇风刺激流泪，患眼泪液满眶，溢出睑缘，舌淡，脉细缓。诊为溢泪症，治疗中配合推拿手法。以下措施**不当**的是

  A. 如选取面部穴位，患者可仰卧位，自然放松

  B. 施术前不需向患者解释手法及注意事项

  C. 如选取背部穴位，患者可俯卧位，自然放松

  D. 施术过程中，如患者出现不适症状，应立即停止

  E. 施术过程中，手法注意应轻柔深透

75. 患儿，男，6 岁。形体较瘦，面色萎黄，平素食欲较差，易发腹泻，今日自述腹部疼痛不适，予以热敷则减，舌淡，脉沉细。拟施以推拿疗法，以下措施**不当**的是

  A. 保持按摩室温暖舒适，温度 20℃左右

  B. 保持按摩床的清洁

  C. 向患儿家长解释推拿疗法施术后注意事项

  D. 患儿治疗过程中，出现胸闷、出汗等明显不适，向家长解释后继续施术

  E. 手法要柔和，时刻观察患儿病情

76. 患儿，女，5 岁。因外感风寒，咳嗽，流清涕，鼻塞，苔薄白，脉浮。拟施以推拿疗法，以下措施**不当**的是

  A. 保持按摩室温暖舒适

  B. 保持患儿情绪平稳

  C. 采用疏风解表功效手法

  D. 按摩力度要深度，有节奏

  E. 患儿治疗过程中，出现胸闷、出汗等明显不适，停止施术并对症处理

77. 患儿，男，7 岁。形体消瘦，面色萎黄，夜间经常遗尿，遇疲劳后加重，四肢不温，舌淡，脉沉细。拟施以推拿疗法，以下措施**不当**的是

  A. 向患儿家长解释推拿疗法施术后注意事项

  B. 可温补脾肾，固摄下元功效推拿手法

C. 如患儿皮肤干燥，可用柔和润肤介质

D. 保持患儿情绪平稳

E. 施术过程中，手法力度要大，深透有力

78. 患儿，男，3岁。因饮食不节，呕吐酸馊，口气臭秽，便溏，苔厚腻，脉滑。拟施以推拿疗法，以下措施**不当**的是

A. 可选取消食化滞功效手法

B. 可采用捏法

C. 施术前向患儿家长解释推拿疗法注意事项

D. 手法宜轻柔，可选用柔和的润肤介质

E. 患儿皮肤出现对按摩介质过敏，不需处理，继续施术

79. 患者，男，27岁。因运动后汗出当风，背部酸痛不适，欲行走罐法治疗，以下操作中**不当**的是

A. 患者取俯卧位

B. 可在患者背部涂以适量活血通络药酒

C. 拔罐后，以手推拉罐体

D. 走罐时罐体自背部上部开始以"之"字行滑动，自左至右，由上而下

E. 背部皮肤潮红后，取下罐体，清洁背部

80. 患者，女，45岁。平素喜暖怕凉，昨因感寒后，肩背部酸痛不适，局部皮温低，恶寒，舌淡，脉沉细。欲行拔罐疗法，以下操作**不当**的是

A. 患者取俯卧位　　　　　　　　B. 取天宗和肺俞穴位施术部位

C. 拔罐后留罐25分钟　　　　　　D. 起罐时缓慢放气，使其自然脱落

E. 起罐后对局部施以热敷

81. 患者，男，36岁。患神经性皮炎多年，舌红苔黄，脉滑数。拟在肺俞穴为其施以刺血拔罐法。以下操作**不正确**的是

A. 患者取俯卧位

B. 肺俞穴局部消毒

C. 可以三棱针点刺出血

D. 留罐法拔罐10分钟

E. 10分钟后，迅速放气，取罐，揩净出血

82. 患者，女，31岁。因外感，咽痛发热，四肢酸痛，舌红苔薄黄，脉弦数。今拟为患者行刮痧疗法，下面操作方法或顺序**不正确**的是

A. 对刮痧部位进行适当的清洁

B. 先刮颈部，单方向反复刮动

C. 接着刮脊柱，往返反复刮动

D. 然后两肋，沿肋骨走行单方向反复刮动

E. 最后刮四肢，单方向反复刮动

（83～85题共用题干）

鲍某，男，36岁。高温下作业，突然晕倒，不省人事，工友将其急送至附近医院，入院初步体格检查：神识昏迷，皮肤干燥，灼热无汗，体温高达40℃。

83. 分诊护士应首先判断该患者最可能为

    A. 中暑　　　　　　　　B. 中风　　　　　　　　C. 癫痫发作

    D. 脑卒中　　　　　　　E. 眩晕

84. 针对该病，当急选哪些穴位救治

    A. 风池、大椎、尺泽、曲泽　　　　　B. 大椎、涌泉、水沟、曲泽

    C. 大椎、阴陵泉、涌泉、水沟　　　　D. 曲泽、涌泉、尺泽、神门

    E. 风池、百会、内关、太冲

85. 采集病史时应特别注意询问

    A. 有无晕厥病史　　　　　　　　B. 有无高血压病、冠心病病史

    C. 有无外伤史　　　　　　　　　D. 有无乙肝、肺结核等传染病史

    E. 有无糖尿病病史

（86～88 题共用题干）

患者，女，50 岁。腰部及左下肢疼痛 3 年余，近来逐渐加重，生活几乎不能自理，纳食可，二便调。查体：腰部肌肉紧张，$L_4～S_1$ 棘突旁压痛（＋），左直腿抬高试验及加强实验（＋），"4" 字试验（＋），股神经牵拉试验（＋），左下肢小腿外侧感觉异常。医生诊查后，开出如下处方用穴：腰夹脊、秩边、肾俞、环跳、委中、阿是穴。

86. 分诊护士应首先判断该患者最可能为

    A. 梨状肌综合征　　　B. 腰椎间盘突出症　　　C. 左髋滑膜炎

    D. 坐骨神经痛　　　　E. 以上都不是

87. 委中穴属于

    A. 手太阳小肠经　　　B. 足阳明胃经　　　C. 足太阳膀胱经

    D. 足厥阴肝经　　　　E. 足少阴肾经

88. 患者出院时，责任护士告诉患者相关注意事项中**错误**的是

    A. 慎起居，避风寒

    B. 多下地活动，加强功能锻炼

    C. 卧硬板床，避免体力劳动

    D. 调畅情志，保持心情舒畅

    E. 长期伏案工作时需要注意桌、椅高度，定期改变姿势

（89～91 题共同题干）

患者，女性。因天气寒冷，出现腰部冷痛，转侧不利，逐渐加重。舌苔，苔白，脉迟。

89. 若采用毫针治疗，长针的进针最适宜

    A. 爪切进针法　　　B. 舒张进针法　　　C. 夹持进针法

    D. 提捏进针法　　　E. 弹入进针法

90. 若艾灸时不慎，使局部皮肤起了 1 个小水泡，应

    A. 以针挑破　　　　　　　　　B. 不需处理

    C. 以针挑破后局部涂一些药水　　D. 以针挑破后敷以消毒纱布

    E. 敷以消毒纱布

91. 若艾灸时不慎，使局部皮肤起了个大水泡，应

    A. 以针挑破　　　　　　　　　　　B. 不需处理

    C. 以针挑破后局部涂一些药水　　　D. 以针挑破后敷以消毒纱布

    E. 敷消毒纱布

（92～94题共用题干）

患者，男，41岁。腹泻反复发作3月余，面色苍白，食欲不振，大便稀溏，舌淡，苔薄，脉濡。

92. 若采取毫针治疗，若取"中脘"穴针刺，宜采用

    A. 直刺，深刺　　　　B. 横刺，浅刺　　　　C. 斜刺，深刺

    D. 斜刺，浅刺　　　　E. 横刺，深刺

93. 若采用艾灸治疗，最好用

    A. 隔姜或隔盐灸　　　B. 艾条灸　　　　　　C. 瘢痕灸

    D. 温针灸　　　　　　E. 无瘢痕灸

94. 若采用电针治疗，取内关，足三里穴接电极。下列做法正确的是

    A. 左内关接右内关　　B. 左内关接左足三里　　C. 左内关接右足三里

    D. 右内关接左足三里　E. 左足三里接右足三里

（95～97题共用题干）

患者，女性，39岁。口眼歪斜，面部麻木半月余，诊断为"面瘫"。

95. 若采用毫针治疗，面部"阳白"穴针刺常用的进针法和进针角度是

    A. 夹持进针，斜刺　　B. 舒张进针，直刺　　C. 提捏进针，直刺

    D. 提捏进针，横刺　　E. 舒张进针，斜刺

96. 若采用艾灸治疗，最不适用的是

    A. 瘢痕灸　　　　　　B. 温针灸　　　　　　C. 隔姜灸

    D. 隔蒜灸　　　　　　E. 艾条灸

97. 若采用电针治疗，下列做法不正确的是

    A. 电流强刺激

    B. 调节电流由小渐大，患者能耐受为度

    C. 电针前，须检查电针仪能否正常工作

    D. 若晕针，应及时取出电针

    E. 出针宜久按针孔

（98～100题共用题干）

患者，男性。因天气炎热，洗冷水澡后，出现腰部冷痛，转侧不利，逐渐加重。舌淡，苔白，脉迟缓。

98. 如采用拔罐疗法治疗，最合适的拔罐法是

    A. 留罐法　　　　　　B. 走罐法　　　　　　C. 闪罐法

    D. 针罐法　　　　　　E. 刺血拔罐法

99. 如不慎拔罐后留置时间过久，局部皮肤起了1个小水泡，应

    A. 不需处理　　　　　　　　　　　B. 以针挑破

    C. 以针挑破后局部涂以紫药水　　　D. 以针挑破后敷以消毒纱布

    E. 敷以消毒纱布

100. 如不慎拔罐后留置时间过久，局部皮肤起了1个大水泡，应
    A. 不需处理　　　　　　　　　　B. 以针挑破
    C. 局部涂紫药水　　　　　　　　D. 以针挑破后敷以消毒纱布
    E. 敷以消毒纱布

（101～104题共用题干）

患儿，男，3岁。腹泻反复发作3月余，面色苍白，食欲不振，大便稀溏夹有食物残渣。舌淡，苔薄。脉濡。

101. 欲选取其三关部位施以推拿疗法治疗，宜采用
    A. 推法　　　　　　　　B. 摩法　　　　　　　　C. 揉法
    D. 按法　　　　　　　　E. 拿法

102. 欲选取脊柱施以推拿疗法，宜采用
    A. 按法　　　　　　　　B. 揉法　　　　　　　　C. 推法
    D. 摩法　　　　　　　　E. 捏法

103. 欲在腹部施以推拿疗法，宜采用
    A. 按法　　　　　　　　B. 摩法　　　　　　　　C. 揉法
    D. 擦法　　　　　　　　E. 推法

104. 欲在脐部施以推拿疗法，宜采用
    A. 摩法　　　　　　　　B. 推法　　　　　　　　C. 揉法
    D. 按法　　　　　　　　E. 捏法

（105～107题共用题干）

患者，女，51岁。平素急躁易怒，因与人口角后夜不能寐，渐成失眠之证，证见口渴喜饮，目赤口苦，小便黄赤，大便秘结，舌红苔黄，脉弦数。

105. 若选取印堂至两侧太阳穴为治疗部位施以推拿疗法，宜采用
    A. 按法　　　　　　　　B. 揉法　　　　　　　　C. 指推法
    D. 掌推法　　　　　　　E. 擦法

106. 若选取头顶至枕骨下部施以推拿疗法，宜采用
    A. 拿法　　　　　　　　B. 按法　　　　　　　　C. 揉法
    D. 捏法　　　　　　　　E. 搓法

107. 若选睛明、鱼腰两穴施以推拿疗法，宜采用
    A. 捏法　　　　　　　　B. 揉法　　　　　　　　C. 摩法
    D. 按法　　　　　　　　E. 推法

（108～110题共用题干）

患者，女，26岁。因外出时感受风寒之邪。现头痛，连及项背，恶风，口不渴，苔薄白，脉紧。

108. 若选取项部两侧膀胱经施以推拿手法，宜采用
    A. 捏法　　　　　　　　B. 拿法　　　　　　　　C. 掌推法
    D. 指推法　　　　　　　E. 擦法

109. 若选取两侧肩井施以推拿疗法，宜采用

　　　　A. 拿法　　　　　　　　B. 擦法　　　　　　　　C. 捏法

　　　　D. 按法　　　　　　　　E. 肘推法

110. 治疗过程中，患者突然出现胸闷、冷汗不止明显不适症状，以下措施<u>不正确</u>的是

　　　　A. 继续施术，不需处理

　　　　B. 立即停止施术

　　　　C. 对患者情况进行评估，包括血压、脉搏、呼吸等体征

　　　　D. 针对症状，进行对症处理

　　　　E. 如患者症状进一步加重，转送医院进行处理

（111～113 题共用题干）

患者，女，53 岁。肩关节疼痛伴不能高举一年余，中医诊断为漏肩风，欲施以推拿疗法。

111. 若选取肩关节为施术部位，宜采用

　　　　A. 擦法　　　　　　　　B. 拿法　　　　　　　　C. 捏法

　　　　D. 摇法　　　　　　　　E. 搓法

112. 施术者现双手握住患者一只手，开始做小幅度的颤动，施术者正在实施的手法是

　　　　A. 搓法　　　　　　　　B. 抖法　　　　　　　　C. 摇法

　　　　D. 拿法　　　　　　　　E. 扳法

113. 若选取合谷穴作为施术部位，宜采用

　　　　A. 揉法　　　　　　　　B. 按法　　　　　　　　C. 拿法

　　　　D. 推法　　　　　　　　E. 点法

（114～115 题共用题干）

患者，男，3 岁。饮食不节制，过多摄入膨化类食品，食欲不振，面黄，消瘦，头发干枯。诊断为疳积，拟施以推拿疗法中的捏法。

114. 采取上述手法，操作要领为

　　　　A. 操作时用力均匀，无节奏，以患儿能够忍受为度

　　　　B. 用力要轻柔缓和，动作协调有节律，幅度从小到大

　　　　C. 用力要由轻到重、稳而持续，使刺激充分透达组织深部

　　　　D. 操作时用力较大，挤压动作要循序而行

　　　　E. 操作时用力均匀、有节奏，挤压动作要循序而行

115. 如施术部位选择夹脊穴，应从（　　　）开始施术

　　　　A. 长强穴　　　　　　　　B. 大椎穴　　　　　　　　C. 肾腧穴

　　　　D. 脾腧穴　　　　　　　　E. 心俞穴

二、名词解释

1. 腧穴　　　　　　　　　　　　　　　　4. 经穴

2. 阿是穴　　　　　　　　　　　　　　　5. 曲池

3. 中指同身寸　　　　　　　　　　　　　6. 得气

7. 晕针

8. 滞针

9. 电针法

10. 推拿疗法

11. 拿法

12. 推法

13. 擦法

14. 按法

15. 捏法

16. 摇法

17. 抖法

18. 拔罐疗法

19. 刮痧疗法

20. 一夫法

三、填空题

1. 足三里位于屈膝，髌韧带外侧凹陷处下_____，胫骨前嵴外_____处。

2. 利湿第一要穴是_____。

3. 列缺穴归_____经，肩髎穴归_____经，委中穴归_____经。

4. 强壮保健穴有_____、_____。

5. 体表解剖标志定位法分_____、_____。

6. 前额两发角之间是_____寸，横骨上廉至内辅骨上廉为_____寸外踝尖至足底为_____寸。

7. 手三阳经分别是_____、_____、_____，足三阴经分别是_____、_____、_____。

8. 手指同身寸法分为_____、_____、_____。

9. 风池穴位于枕骨下，_____与_____处。

10. 常用急救穴有_____、_____。

11. 针刺提插幅度_____频率_____，针感即强，反之，针感相对较弱。

12. 针刺前的消毒包括_____、_____、_____、_____等。

13. 针刺角度一般分_____、_____和_____三种。

14. 温针灸是_____和_____两种治法相结合应用的方法。

15. 施灸的顺序，一般是从_____，先_____后_____，先_____后_____。

16. 皮肤针是由古代_____、_____、_____等发展而来。

17. 皮肤针的叩刺部位主要为_____、_____和_____。

18. 穴位注射的用药剂量取决于_____和药物的_____。

19. 毫针的结构分为五部分，即_____、_____、_____、_____、_____。

20. 间接灸在艾炷与皮肤间一般垫置_____、_____或_____。

21. 推法指手指、掌或肘着力于体表一定部位上进行_____的直线移动。

22. 拿法具有_____、_____、_____等功效。

23. 按法常用的有_____、_____和肘按法，适用于全身各部。

24. 按法手法适用于全身各部，尤以_____及_____常用。

25. 摩法是用手指或手掌面轻放于体表一定部位上，_____的摩动。

26. 摩法操作时以_____、_____部分为着力点，随腕关节连同前臂作环旋运动。

27. 揉法操作时要协调有节律，频率为_____。

101

28. 摇法按照关节位置可分为 _____ 、_____ 、_____、_____、
_____、摇髋法、摇踝法。

29. 搓法适用于颈项部、_____ 、_____ 、四肢等肌肉丰厚部位。

30. 搓法频率为每分钟_____ 左右。

31. 搓法操作时双手用力要对称，_____，_____。

32. 捏法分为三指捏和五指捏，适用于_____ 、_____ 、_____ 及背脊。

33. 抖法动作要连续均匀频率，抖动的幅度_____，频率_____ 。

34. 抖法可分为 _____ 、_____ 和_____ 。

35. 抖法多用于_____ ，以_____ 为常用。

36. 拔罐疗法常用的有_____ 、_____ 、_____ 和_____ 。

37. 闪罐法将罐子拔上后立即取下，反复操作，以_____ 为度。

38. 刺血拔罐法多用于各种_____ 、_____ 、_____ 、丹毒等病症。

39. 刮痧的次序一般按照_____ 、_____的原则。

40. 刮痧疗法两次之间的间隔，应以_____ 为准，不宜过频。

四、简答题

1. 腧穴的定位方法有哪几类？

2. 什么是"一夫法"？

3. 简述尺泽穴的定位及其主治。

4. 腧穴可分为几类？各有什么特点？

5. 毫针的规格主要是根据什么来区分的？

6. 临床上针刺常用的体位有哪些？

7. 什么叫灸法，灸法主要分为哪两大类？

8. 什么叫温针灸？

9. 简述推拿疗法的适用范围。

10. 拿法的操作要领是什么，具有哪些功效？

11. 捏法的操作要领是什么，具有哪些功效？

12. 搓法的操作要领是什么，具有哪些功效？

13. 摇法的操作要领是什么，具有哪些功效？

14. 简述临床常用罐具及优缺点。

15. 简述拔罐疗法的护理。

16. 简述刮痧疗法的操作方法与治疗顺序。

五、论述题

1. 腧穴的治疗作用有哪些？请举例说明之。

2. 何为滞针，滞针如何处理和预防？

3. 详述推拿疗法的适用范围、护理注意事项。

4. 详述火罐法的三种罐的吸附方式、五种拔罐方法的操作要领。

【参考答案】

一、选择题

1. C	2. D	3. D	4. A	5. D	6. E	7. B	8. C
9. C	10. B	11. A	12. D	13. C	14. D	15. C	16. D
17. B	18. D	19. C	20. C	21. B	22. D	23. C	24. A
25. B	26. C	27. E	28. C	29. A	30. C	31. D	32. A
33. A	34. B	35. B	36. C	37. D	38. B	39. E	40. A
41. E	42. A	43. B	44. E	45. A	46. E	47. B	48. D
49. E	50. E	51. B	52. D	53. D	54. C	55. B	56. A
57. C	58. D	59. E	60. A	61. B	62. A	63. D	64. E
65. E	66. B	67. C	68. D	69. E	70. D	71. A	72. E
73. D	74. B	75. D	76. B	77. E	78. B	79. D	80. C
81. E	82. C	83. A	84. B	85. A	86. D	87. B	88. B
89. C	90. B	91. D	92. A	93. A	94. B	95. D	96. A
97. A	98. D	99. A	100. C	101. C	102. C	103. B	104. C
105. C	106. A	107. D	108. B	109. A	110. A	111. D	112. B
113. B	114. E	115. A					

二、名词解释

1. 腧穴：腧穴是人体脏腑经络之气输注于体表的部位。

2. 阿是穴：阿是穴是指以病痛局部或病痛相关部位的压痛点、反应点作为针灸部位，随病而定，没有固定位置和具体穴名的一类腧穴，又称"不定穴"、"天应穴"等，近代又称为"压痛点。"

3. 中指同身寸：是以被取穴者中指中节桡侧两端纹头之间距离作为一寸来量取穴位。

4. 经穴：是指有固定的名称、位置和归经，且归属于十二经和任脉、督脉的腧穴。其具有主治本经和所属脏腑病证的共同作用，归纳于十四经脉系统中，简称"经穴"。

5. 曲池：屈肘成直角，肘横纹外侧端与肱骨外上髁连线中点。

6. 得气：又称针感，是指针刺入腧穴后，针刺部位产生的酸、麻、胀、重等经气感应及操作者针下的沉紧感。

7. 晕针：是指在针刺过程中患者发生晕厥的现象。

8. 滞针：是指在行针时或留针后，施术者感觉针下涩滞，提插、捻转、出针均困难，而患者则感觉疼痛的现象。

9. 电针法：是毫针针刺得气后，在针上通以接近人体生物电的微量电流以防治疾病的一种针刺方法。

10. 推拿疗法：推拿，古称按摩、按跷、案扤等，是基于中医理论指导之下运用手法作用于人体体表的特定部位或经络、腧穴，达到治疗和保健效果的一种治疗方法。

11. 拿法：用大拇指与示指、中指两指，或用大拇指与其余四指相对用力在一定部位和穴位上进行有节律性的提捏，称为拿法。

12. 推法：手指、掌或肘着力于体表一定部位上，进行单方向的直线移动，称为推法。

13. 滚法：用第五掌指关节背侧着力于治疗部位，以腕关节的伸屈动作与前臂的旋转运动相结合，使小鱼际与手背在治疗部位作连续不断的往返滚动，称为滚法。

14. 按法：用手指、手掌或肘部等部位着力于治疗部位或穴位，用力下按，按而留之，称为按法。

15. 捏法：用指腹相对用力，挤压治疗部位，称为捏法。

16. 摇法：用一手附于肢体关节近端，另一手握住肢体关节远端，使关节做被动、和缓换转活动，称为摇法。

17. 抖法：用单手或双手握住患肢远端，稍用力作小幅度、连续、频率较快上下抖动，称为抖法。

18. 拔罐疗法：拔罐疗法古称角法、吸筒法，是以罐为工具，采用燃烧热力或抽吸的方法排除罐内空气，形成负压，使之吸附于施术部位，造成局部充血或淤血，从而调动身体机能，防治疾病的一种方法。

19. 刮痧疗法：刮痧疗法是用边缘钝滑的器具蘸取适量的润滑介质，在患者体表的一定部位或经络、穴位上反复刮动，使局部皮下出现瘀斑或痧痕，达到防治疾病的一种治疗方法。

20. 一夫法：也称横指同身寸法。令被取穴者四指并拢，以中指近端关节横纹为准，其四指的宽度作为三寸。四指相并名"一夫"，故此法亦称"一夫法"。

三、填空题

1. 3寸　一横指
2. 阴陵泉
3. 手太阴肺　手少阳三焦　足太阳膀胱
4. 足三里　关元
5. 固定标志定位法　活动标志定位法
6. 9　18　3
7. 手阳明大肠经　手少阳三焦经　手太阳小肠经　足太阴脾经　足少阴肾经　足厥阴肝经
8. 中指同身寸　拇指同身寸　横指同身寸
9. 斜方肌上端　胸锁乳突肌之间的凹陷
10. 涌泉穴　水沟穴
11. 大　快
12. 针具　医者的双手　患者的施术部位　治疗室
13. 直刺　斜刺　横刺
14. 针刺　艾灸
15. 上部至下部　背部　腰部　头面　四肢
16. 毛刺　扬刺　浮刺
17. 循经叩刺　穴位叩刺　病变局部叩刺

18. 注射部位　性能和浓度

19. 针尖　针身　针根　针柄　针尾

20. 生姜片　蒜片　盐

21. 单方向

22. 疏通经络　解表发汗　提神开窍

23. 指按法　掌按法

24. 经穴　阿是穴

25. 做环形而有节奏

26. 掌心　掌根

27. 120～160 次/分

28. 摇颈法　摇肩法　摇肘法　摇腕法　摇腰法

29. 肩背部　腰臀部

30. 120～160 次

31. 搓动要快　移动要慢

32. 头部　颈项部　四肢

33. 要小　要快

34. 抖上肢法　抖下肢法　抖腕法

35. 四肢　上肢

36. 竹罐　陶罐　玻璃罐　抽气罐

37. 皮肤潮红

38. 急慢性软组织损伤　神经性皮炎　痤疮

39. 由上至下　由内至外

40. 瘀痕消退

四、简答题

1. 答：①骨度分寸定位法；②自然标志取穴法；③手指同身寸取穴法；④简便取穴法。

2. 答：横指同身寸，又名"一夫法"，是令患者将示指、中指、无名指、小指并拢，以过中指近端指关节横纹处的四指宽作 3 寸。

3. 答：定位：肘横纹上，肱二头肌腱桡侧缘凹陷处。主治：咳嗽，咯血，咽喉肿痛，肘臂挛痛，吐泻，中暑，小儿惊风等。

4. 答：人体的腧穴很多，一般分为十四经穴、经外奇穴和阿是穴三类。

(1) 经穴具有以下三个特点：①有固定的归经；②有固定的名称；③有固定的部位。

(2) 经外奇穴的特点是：①有固定位置；②有固定名称；③无归经；④主治单一，疗效奇特。

(3) 阿是穴的特点是：①无固定位置；②无穴位名称；③无归经。

5. 答：毫针的不同规格，是以针身的直径和长度来区分，临床一般是以粗细为 30～33 号（0.32～0.26mm）和长短为 1～3 寸（25～75mm）的毫针最为常用。

6. 答：临床上针刺时的常用体位主要有：仰卧位、俯卧位、侧卧位、仰靠坐位、侧伏坐位、俯伏坐位。

7. 答：灸法是指用艾绒或其他药物放置在体表的腧穴上烧灼、温熨等，借灸火的温和热力以及药物的作用，通过经络的传导，起到温通气血，扶正祛邪，达到治疗疾病和预防保健的方法。根据施灸材料可分为艾灸法和非艾灸法两大类。

8. 答：温针灸就是在毫针刺入穴位后的留针期间，在针柄上套以艾条施灸。

9. 答：推拿疗法具有疏通经脉，调和气血，通畅气机，消瘀止痛的作用，在临床的适用范围越来越广泛，不仅应用于骨伤、内、妇、儿、五官等科疾病的治疗，其保健和美容作用也日渐为人们所重视。按照治疗人群分为成人推拿和小儿推拿，成人推拿适用于骨伤科疾病、内科疾病、妇科疾病、五官科疾病等，小儿推拿适用于咳嗽、发热、哮喘、呕吐、厌食、便秘等疾病。

10. 答：拿法用大拇指与示指、中指两指，或用大拇指与其余四指相对用力在一定部位和穴位上进行有节律性的提捏。操作时腕关节要放松，着力面为螺纹面，力度需由轻渐重再由重渐轻，动作要连绵柔和而有节奏，拿捏时间宜短，次数不宜超过 10 次。拿法具有疏通经络、解表发汗，提神开窍等功效。

11. 答：捏法用指腹相对用力，挤压治疗部位。捏法可分为三指捏法和五指捏法。操作时用力用均匀、有节奏，挤压动作要循序而行。捏法具有疏通经络、行气活血功效。

12. 答：㨰法用第五掌指关节背侧着力于治疗部位，以腕关节的伸屈动作与前臂的旋转运动相结合，使小鱼际与手背在治疗部位作连续不断的往返滚动。操作时肩关节要放松，肘关节自然屈曲约 130～150°，腕关节放松，腕关节伸屈幅度要大，吸定点为小指掌指关节背侧，要贴近体表，不能拖动、辗动或跳动，频率为 120～160/分左右。㨰法具有行气活血、滑利关节、解痉止痛等功效。

13. 答：摇法用一手附于肢体关节近端，另一手握住肢体关节远端，使关节做被动、和缓换转活动。摇法按照关节位置可分为摇颈法、摇肩法、摇肘法、摇腕法、摇腰法、摇髋法、摇踝法。操作时用力要平稳，摇动幅度要由小渐大，但要在关节生理许可范围内或在患者能够忍受范围内，动作需缓和。摇法具有舒筋活血、滑利关节等功效。

14. 答：常用罐具有竹罐、陶罐、玻璃罐和抽气罐。竹罐优点为取材容易、价廉，可用水煮，缺点为易爆裂、漏气。陶罐优点为吸附力较大，缺点为质地较重，容易破碎。玻璃罐优点为质地透明、容易观察皮肤变化，缺点为容易破碎。抽气罐优点为使用方便不易破碎。

15. 答：拔罐时让患者选择舒适并便于施术的体位。注意保暖，避免拔罐后施术部位受凉。罐具选取要结合治疗部位肌肉丰满程度和面积大小，选择大小适宜的罐具，使用后要消毒后保存。使用火罐法，尤其是投火法和贴棉法，要注意乙醇溶液不宜过多，操作时动作迅速、小心谨慎，避免烫伤。拔罐前明确患者无过敏、溃疡、水肿等拔罐禁忌证。起罐时要缓慢向罐内放气，使其自然落下。若留罐后出现水泡，小的无需处理，大的在挑破水泡后保持局部干净卫生，可用消毒纱布包敷，避免感染。

16. 答：对刮痧部位进行适当的清洁，用刮痧板蘸取适量的润滑介质，单方向反复刮动，轻重适度，直至该部位皮肤潮红或出现紫红色斑点、斑块为度。刮痧的次序一般按照由上至下、由内至外的原则，如先颈部、再脊柱、然后两肋、最后四肢的顺序。

五、论述题

1. 答：①近治作用：近治作用或局部作用，是一切腧穴主治作用所具有的共同特点。是所有腧穴都具有的治疗作用，即各腧穴均可以治疗所在部位及邻近组织、器官的病症，所谓"腧穴所在，主治所在"。②远治作用：腧穴的远治作用是与经脉的循行密切相关的。这主要为十四经穴的主治规律。在十四经腧穴中，尤其是十二经脉在四肢肘、膝关节以下的腧穴，不仅可以治疗所在局部组织、器官的病症，而且还可以治疗本经脉循行所联系的远隔部位的脏腑、组织、器官的病症，有些腧穴甚至具有影响全身的治疗作用。这一作用特点今人归纳为"经脉所通，主治所及"。③特殊作用：在特定穴中有若干类具有特殊治疗作用的经穴，不仅具有一般腧穴的主治作用，而且还有独特的主治内容。大量的临床实践证明，除特定穴的特殊作用外，针刺某些腧穴还具有相对特异性，或对机体的不同状态起着良性的双向调整作用，均是其特殊的治疗作用。

2. 答：滞针是指在行针时或留针后，施术者感觉针下涩滞，提插、捻转、出针均困难，而患者则感觉疼痛的现象。

处理：做好解释工作，消除患者紧张情绪，使局部肌肉放松，或延长留针时间。施术者可用手指在邻近部位作循按动作，或弹动针柄，或在附近再刺一针。若因手法不当，单向捻针而致者，需反向将针捻回。

预防：对于精神紧张及初诊患者，应先作好解释工作，消除患者的紧张情绪。行针时手法宜轻巧，捻转角度不宜过大，不可连续单向捻针。

3. 答：适用范围：推拿疗法具有疏通经脉，调和气血，通畅气机，消瘀止痛的作用，在临床的适用范围越来越广泛，不仅应用于骨伤、内、妇、儿、五官等科疾病的治疗，其保健和美容作用也日渐为人们所重视。按照治疗人群分为成人推拿和小儿推拿，成人推拿适用于骨伤科疾病、内科疾病、妇科疾病、五官科疾病等，小儿推拿适用于咳嗽、发热、哮喘、呕吐、厌食、便秘等疾病。

护理注意事项：按摩床和治疗巾保持柔软、干净、卫生，按摩室保持温暖舒适。操作时手法既要达到深透、有力，又要均匀、柔和，以免损伤皮肤和筋骨。针对患者皮肤干燥或出汗等不同情况，施以不同的介质，既有利于操作和治疗，又起到保护皮肤的作用。施术前应明确患者属于推拿疗法的适用范围，以免造成不良后果。操作过程中，注意患者的反应，及时调整手法和力度，在达到治疗效果的同时保证患者身心感觉的愉悦。

4. 答：三种吸附方式：①闪火法：用止血钳夹住95%乙醇棉球，点燃后伸入罐内，在罐内绕1~2周后立即将火退出，同时迅速将罐扣在治疗部位皮肤上。②投火法：将95%乙醇棉球或纸片点燃后投入罐内，迅速将罐扣在治疗部位皮肤上。③贴棉法：将95%乙醇棉球（大小适宜，乙醇溶液不宜过多）贴在罐内壁，点燃后迅速扣在治疗部位皮肤上。

五种拔罐方法为留罐、走罐、闪罐、留针拔罐、刺血拔罐。①留罐：拔罐后将罐留置10~15分钟，根据皮肤的厚薄，以皮肤不起水泡为限。②走罐：在罐口或皮肤上涂上适量润滑剂，拔罐后，以手推拉罐体，使之在皮肤上循经往复移动，以皮肤潮红为度。③闪罐：将罐子拔上后立即取下，反复操作，以皮肤潮红为度。④留针拔罐：在针刺治疗留针时，以针刺处为中心拔罐。⑤刺血拔罐：刺血后在其相应部位上拔罐。

（李　青　徐文清　才晓茹）

主要参考文献

孙秋华.中医护理学.第 3 版.北京：人民卫生出版社，2014

陈文松.中医护理学学习指导及习题集.北京：人民卫生出版社，2011

陈文松.中医护理学.北京：人民卫生出版社，2011

陈建章，顾红卫.中医护理.第 2 版.北京：人民卫生出版社，2010

奚中和.中医学概要.第 3 版.北京：人民卫生出版社，2008

袁秀英.中医护理学学习指导.北京：人民卫生出版社，2004

贾春华.中医护理学.北京：人民卫生出版社，2006

李莉.中医护理学基础.北京：人民卫生出版社，2006